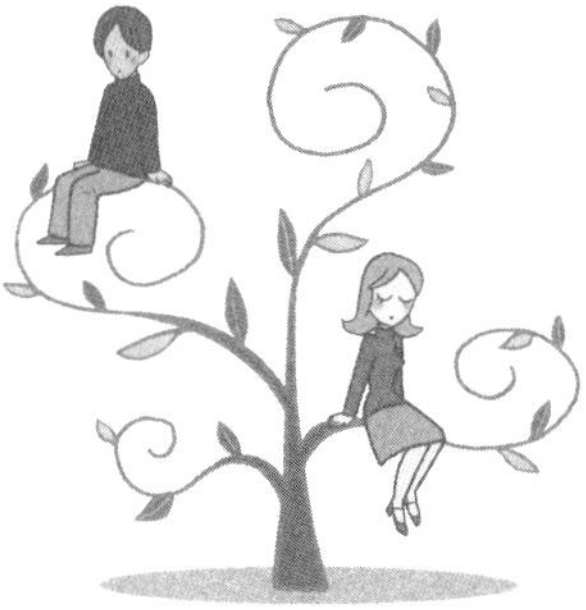

わかってほしい!

大人のアスペルガー症候群

国立成育医療センター
こころの診療部発達心理科医長
著◎宮尾益知

日東書院

はじめに

子どもに関するアスペルガー症候群の本は、たくさん出版されています。私も以前、本書と同様のシリーズで、子どものアスペルガー症候群の本を出版させていただきました。しかし、それらの本で書かれた子どもたちが、どのような大人になっていくのか、社会にきちんと適応できるのか、また、社会に適応していくとしたら、どのようなことに気をつけて、どのような分野が適しているのか、などを解説している本はほとんどありません。

私は、10年以上前から、高機能自閉症、アスペルガー症候群に注目し、たくさんの子どもたちや思春期、成人の人々を見守ってきました。そして、一緒に考えながら、悩みながら、ともに生き、多くの人たちからたくさんのことを学んできました。

その学びから得られたものを、本書でお話ししたいと思います。アスペルガー症候群については、まだまだ明らかにされていませんが、アスペルガー症候群の大人たちが、うまくいかなかった原因やどう接すればよかったか、また、どうして成功することができたのかについて、そして、後章ではアスペルガー症候群の成人男性とその奥さんのために解説していきたいと思います。

この疾患に注目が集まったのが1980年代ですから、大人になった、あるいは、すでに大人になっている人々についての研究は、まだ進んではいません。しかも、大人のアスペルガー症候群について書かれた本は、アスペルガー症候群である本人によってのものがほとんどです。

アスペルガー症候群の人によって書かれた本は、健常な人とは時間の流れが異なっている、独特の言葉が理解しづらい、文章が一方的であり自己から見た世界である、独特のこだわりが論理を支配している、などの特徴があり、気をつけて読まないと誤解を招くところが多いようです。私たちがそのような本をそのまま理解すると、アスペルガー症候群の人たちの、独特の世界を曲解してしまう危険性があります。

また、成人を診てきた数少ない専門家による、大人のアスペルガー症候群についての本もありますが、その内容を読むと悲観的なものが多いことに気づきます。アスペルガー症候群の専門家を訪れてくる人たちは、それぞれ困難を抱えていますから、予後不良であるかのように思えるのは当然のことなのです。

しかし私は、多くのアスペルガー症候群の子どもたちを診てきた中で、早期から治療を始めて適切なかかわりを持ってきた子どもたちの予後が、とてもよいことに気がつき、ぜひ、そのことをみなさんにお伝えしたいと思っていました。この本の企画が進み、大変よい機会を与えていただいたと感じています。


アスペルガー症候群は、家族性に規定された疾患であることはよく知られています。アスペルガー症候群の子どもと同じ資質を、ご両親のどちらか、あるいは一方に認めることは珍しくありません。そのご両親である大人たちの大多数は、わが国の中枢で仕事をしたり、すばらしい才能を発揮していらっしゃる人たちです。その大人たちが、どうやって子ども時代を過ごしてきたかを知ることが、今後のアスペルガー症候群の治療にもつながっていくでしょう。

子ども時代のお話などから、アスペルガー症候群であることが間違いないといえる人はたくさんいらっしゃいます。しかし、大人になるまで治療されていない人々でも、診断基準にあてはまらないことがあり、診断するのはとても難しいのが現状です。
大人になるまで対応がなされなかったアスペルガー症候群の大人たちの現状と、どのようにして困難を克服してきたのかを、これからお話ししていきます。

子どものアスペルガー症候群と診断された、または、そう疑われる人たちと、私たちのクリニックに訪れた患者さんたちから得られた多くのことを参考にしてこの本をまとめました。私は、最近まで、家族でアメリカでの生活をしてきましたので、現地の実状についても伝えさせていただきます。
この本が、がんばってきたアスペルガー症候群の人々から、次の世代へのすばらしい贈り物になることを願ってやみません。

宮尾　益知

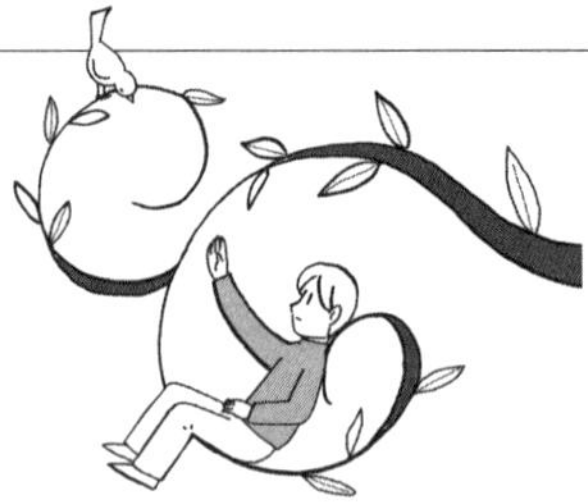

第1章　「何となく生きづらい」と感じるのはどうしてか？　13

第2章

アスペルガー症候群を理解する 55

第3章

職場やまわりの人に溶け込めないのはなぜ？

第4章

アスペルガー症候群は子ども時代から困っていた　105

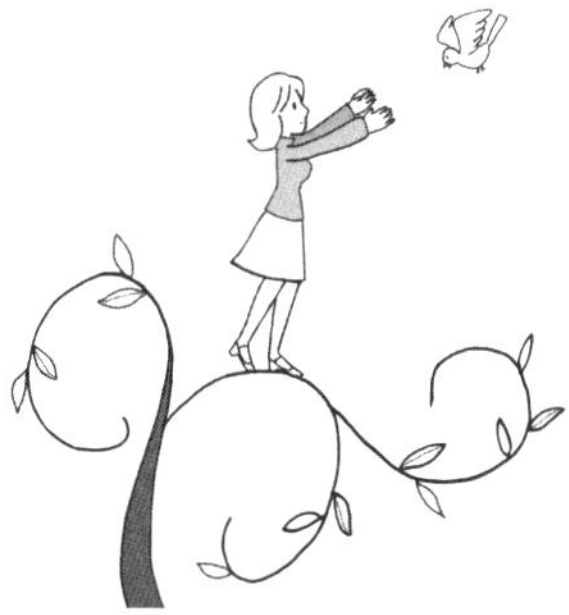

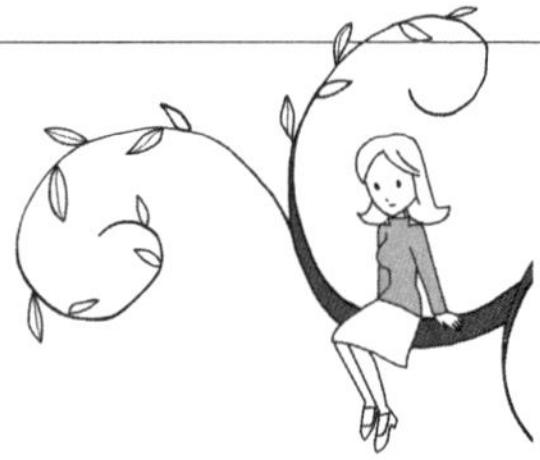

第5章 家族関係から見たアスペルガー症候群 165

第6章

社会の中で自立して生きていくために

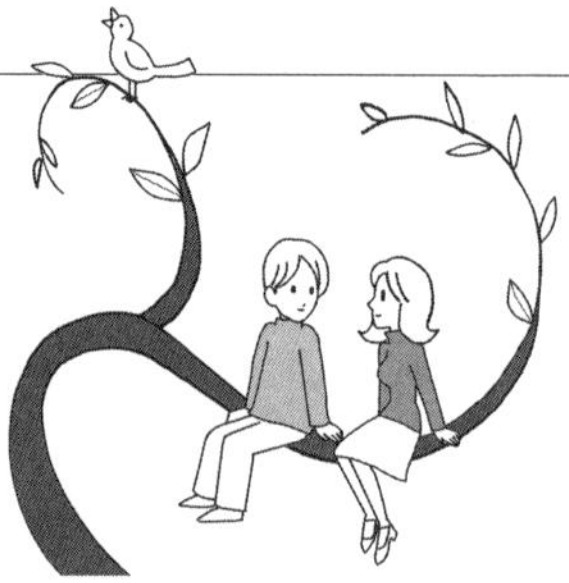

第1章

「何となく生きづらい」と感じるのはどうしてか？

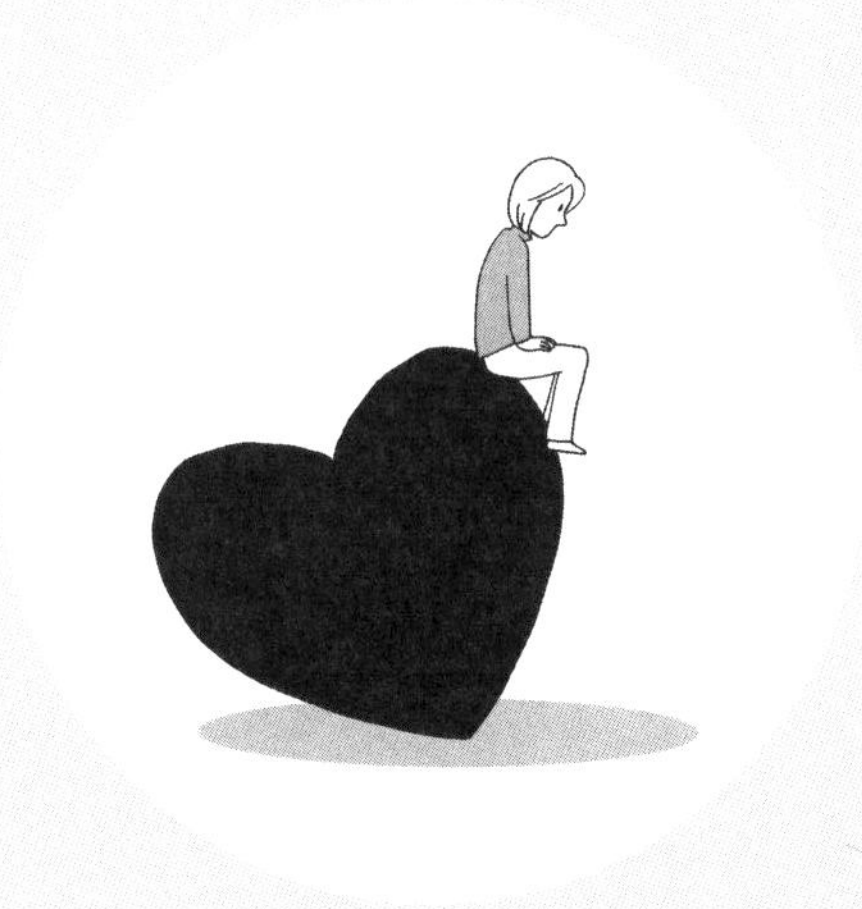

「ちょっとヘンな人」だと思われている理由

この章では、子どものころから、「何となくみんなと違う」「ちょっと変わっている」などといわれ、大人になっても「何となく生きづらい」と感じている人、または、その家族のみなさんに、アスペルガー症候群の行動、思考、現状などを知っていただこうと思います。アスペルガー症候群の人たちを理解していただくことから始め、まわりの人がどう接すればうまくやれるようになるのかも、一緒に考えていきましょう。

社会の中で生きていくとは、その社会におけるルールに沿って生きていくということです。学校、社会、ときには家庭においても、一定のルールが存在します。

それでは、生きていくためのルールは、どうやって身につけていくのでしょうか。

周囲を観察して、なんとなくその場のルールを身につけるのが健常だとすると、人の話を一生懸命に聞き、書いてあるものをよく読んで周囲をすみからすみまで観察しても、アスペルガー症候群の人は、なんとなくルールを理解することができません。

アスペルガー症候群の人は、ルールがわからない苦しみを抱えて生きているのです。

それは、当事者以外にはおわかりにならない、彼らだけの苦痛だと思います。

多くのアスペルガー症候群の人は、

「節穴から外をのぞいているようだ」

といっています。節穴からのぞいているだけでは、どういう場合に、どのようなことが、どういう理由で行なわれているのか、全貌《ぜんぼう》がまったくわかりません。

例えば、職場でマニュアルがあったとします。マニュアルどおりにすればいいのですが、そこに書かれていないことがわからないのは当たり前です。マニュアルに書いていないことが起こるのが現実ですし、書いてあっても、そのときどきの事情や状況によって、対処の仕方や処理方法などは変更されてしまいます。そうした、臨機応変な対応をすることが、とても難しいのがアスペルガー症候群です。

アスペルガー症候群の人たちは、「ちょっと変な人」だと思われていることが多いようです。

自分が「正しい」と思ったら、そのとおりに行動していく。それが、アスペルガー症候群の人の行動原理なのです。それは、その行動が、ほかの人にとってどういう影響があるかを、考えることができないのが「ちょっと変な人」と思われる原因です。

少し考えたら、だれかから、

「あなたの行動はおかしいよ」

などと指摘されれば、次には同じ行動をとらないでしょう。しかし、アスペルガー症候群の人にとって、まったく同じ状況が繰り返すことはありませんから、また「ちょっとおかしい」と思われるような行動をとってしまいます。そして、周囲の人から、「変な行動をする」「何となく、変な人」というレッテルを貼られることになるのです。


アスペルガー症候群の人は、行動パターンが自分流です。

小学校低学年までは、おかしな行動をすると、友だちや先生が指摘してくれます。子どもの場合、指摘されたら直せばいいのです。要領のいい人は、どうすればよいのか、いちいち友だちや先生に聞くかもしれません。小さいうちはだれでも、まわりの人の意図や気持ちがわかりませんから、アスペルガー症候群の子どもが目立つことは少なく、ある意味幸せだといえるでしょう。

しかし、どうすればいいかを聞くことがあまりにも頻回《ひんかい》になれば、疎《うと》まれるかもしれません。そうなってしまうと、自分流に行動することになります。

そして、小学校高学年になると、周囲の人の意図や考えはわからないけれど、その気持ちは想像がつくようになります。「自分のことを避けている」とか「疎ましく思っている」などと、気がつくようになるのです。

そうすると、「それはなぜなのだろう？」と考え、周囲の人をジロジロ見て観察するようになります。アスペルガー症候群の人は、ほかの人がいとも簡単に行なっている社会との関係、友だちとの関係などが、どうしてそうしているかがわからないのです。そして、考えれば考えるほど、「自分は何だかほかの人と違う」という気持ちを持つようになります。

気がつかなければ、平静な気持ちのままでいられたのに、と考えることもできますが、そう思ったときこそ、自分でどうにかしようと思うチャンスでもあります。そのときまでに、どう振る舞うべきかを教えてあげることができれば、疎外感《そがいかん》を持つことなくこの時期をとおり過ぎることができるかもしれません。

しかし、幼少期に適切な手を打たないと、そこからの思春期、青年期の荒波を乗り越えるのが、とても難しいことになるのです。

部分的に注目し、全体が見られない

アスペルガー症候群の人は、繰り返し模様や数字が感覚的に大好きです。ですから、ある情景があるときに、感覚的に好ましいものを見つめてしまい、全体の情景や大事な物事を見逃してしまうことがあります。

また、特有のこだわりがあるわけですから、こだわりに関係した物事があれば、そちらに注意がいってしまい、全体を見ることができません。

アスペルガー症候群の人が、物事の全体を見るためには何が必要なのでしょうか。まず、どういう状況で、このような話、あるいは行動をしているのかを、最初に話してあげることが大切です。本人の注意がそれているようであれば、注目すべき点を具体的に示してあげることも必要です。

すなわち、その場の状況や意図を理解するように教えてあげることを試みてください。それは、一般的に当たり前に思えることであっても、丁寧《ていねい》に話してあげるといいでしょう。

冗談やからかいが通じない

冗談やからかいと、本気の発言とは、どこが違うのでしょう。

一般的に、相手との関係、状況判断、もののいい方などによって、本気か冗談かが決まります。アスペルガー症候群の人は、そのような、言葉の背後にある非言語的な部分を感じ取ることが苦手ですから、ある意味でいえば文字どおりにとってしまう真っ正直な人たちです。ですから、まじめな人をからかうことは、いいことではないとまわりが考えないといけないと思います。まじめな人をかわいがる（いい意味でも悪い意味でもありますね）ことも気をつけましょう。もし、アスペルガー症候群の人をからかうときは、「これから話すことは冗談だ」と前もっていって、なぜ冗談をいうのかを説明したり、冗談とはどうやって判断するのかを教えてあげましょう。

しかし、からかうことは基本的に状況判断がきちんとできる人にすることが原則。アスペルガー症候群の人は、独特の認知過程があることが多いので気をつけましょう。

もし怒り出してしまったら、からかった側の人が悪かったと思ってください。

注意をされても内容が理解できない

アスペルガー症候群の人たちは、周囲の状況がよくわかっていないために、注意された内容が理解できないことがあります。

怒鳴り声や甲高い声、抑揚《よくよう》のある話し方、ちょっと変わったイントネーションをしていたりすると、言葉の意味でなく「音」にとらわれて内容が頭に入っていかないことがあります。また、自分独自のルールを持っている子どもの場合には、周囲の状況に合わせて行動を変えられないことがあります。

そういうタイプの人には、初めから無理やり行動を変えさせようとせずに、徐々にいろいろな場面に対応できるようにするための、専門的なトレーニングをする必要があるでしょう。「こうしたほうがいい」と、プラスとなるような言葉を使うことです。

いきなり注意したり、行動を変えさせようと指示したりしても理解できないので、その場その場で「どうしてそうなったのか」の状況説明を、キチンとわかりやすくしてあげるといいでしょう。

何とおりもある言葉の意味がわからない

アスペルガー症候群の人は、ものとものの対応が1対1です。

例えば、「早い」という言葉は、速度と時間に使います。速度はスピード、時間はある期間を表すわけですから、まったく違う意味に使っているわけです。しかし、そこがわからないのです。

「早くして」といったいい方は、速度でしょうか、時間でしょうか。

そのときの状況がわからないと答えられませんね。「早く」という意味は、「普通列車」ですか、「特急列車」ですか、と聞かれることになります。

そのときの状況が理解しにくいアスペルガー症候群の人には、何とおりもある言葉の意味がわかりにくくなるのが当たり前でもあるのです。

ですから、スピードについては「速く走る」「時速○㎞にして」などといえばわかります。いった意味が時間であれば、「短時間」といい換える、あるいは「○分で」などと具体的にいえばよいのです。

また、「立つ」という言葉も、同様の誤解を生むことがあります。

「地面に立つ」これはわかります。

しかし、「腹が立つ」「計画を立てる」などをどう説明したらよいのでしょうか。

イメージで使うような言葉は、アスペルガー症候群の人には、使わないほうがいいと思います。「腹をくくる」という言葉も誤解されやすいですね。

しかし、「まな板の上の鯉」「うなぎ登り」という言葉は何となく想像がつきます。

こういう言葉は大丈夫です（知的に高い人の場合）。

また、このような難しい言葉を頻回《ひんかい》に使う人の中に、アスペルガー症候群の人が隠れていることもあります。これは重要なことなので、覚えておいてください。

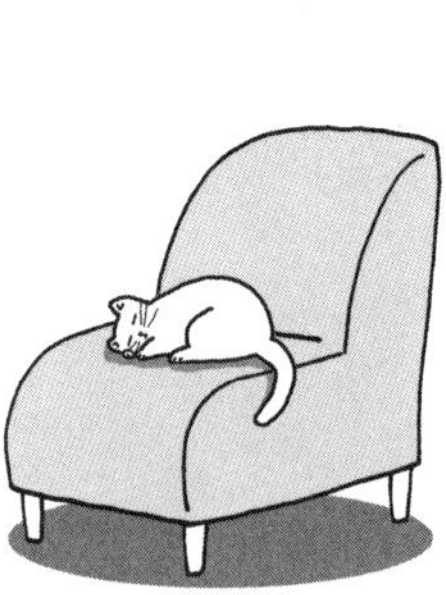

先が見えないと不安になる

経験していないこと、だれも知らないことは、どう行動することが正しいのかなど、だれも決めることができません。

一定のことであれば、どのようなときにどうするか、何回か繰り返せばそのことに関しては、多くの人ができるようになります。

アスペルガー症候群の人が、どう考えて、どう行動するかを決めるとき、常に意識してどう考えて決めるか助言してあげるようにすれば、そのことを基盤に自分で考えることができるようになります。

しかし、助言があれば自分で決められる、ということは、経験したこと、先の見通しがつくことの場合です。例えば、「それが落ちてきたらどうしよう」「地震がきたらどうしよう」などのような突然起こることは、一般的には、

「どうしていいかわからないけれど、キットないさ」

と考えて自分自身を納得させられます。アスペルガー症候群の人にも話せば理解し

てもらえると思います。

ところが、「死んだらどうなるの」という疑問はだれも解くことができません。だれでも最後は死ぬわけですし、死んで生き返った人は、まずいないだろうからです。

大部分の人が、

「死んだら、そのあとはどうなるのかはわからないけれど、死んでしまったらしょうがないかな……」

と考えていると思います。臨死体験をしたことがある人も、死んだあとの状態まではわかりませんから。

アスペルガー症候群の人はそのような理由がわからないことに、真剣に悩みます。根気よく話をし、何らかの「自分を納得させる理由」が見つかるまで、茶化さないで真摯《しんし》につき合ってあげてください。ある時期はその質問ばかりするかもしれませんが、納得すると、悟ってしまったかのようにフッといわなくなります。

どうやって納得できたのか、その心を、私はまだ聞いたことがありません。今度、聞いてみることにしましょう。

白黒をはっきりつけたがる

アスペルガー症候群の人たちにとって、あいまいなことは、どうしてよいかわかりません。例えば、右でなければ左、0か1というようにはっきりと決められなければ、自分の行動《こうどう》規範《きはん》も決められないということです。

決めるためには、右に決めるその理由と、左に決めない理由が必要です。なぜそう決めたのか、まわりの人がいつも口に出していってあげましょう。そうすることが、アスペルガー症候群の人たちが次に迷わなくなるためには必要です。

しかし、常に、二者択一でなかったり、右と決めたのに本当は左だったりすることが多々あります。

そういうときは、逆になってよかったことを本人に考えさせて、いつも先が見通せるわけではないこと、反対の結果になることがある、ということも教えてあげてください。違う結果になった理由も一緒に教えてあげるといいでしょう。

急に、こだわらなくなるときが必ずきます。その日を信じて助言しましょう。

微妙な空気を読むことが困難で「KY」だといわれる

アスペルガー症候群の人が、周囲の状況がわからない理由の1つは、全体を包括的《ほうかつてき》に見ることが難しいためです。それがどのような状況であるかの説明がなされていないために、とんちんかんな行動や反応をしてしまうことになります。ですから、

「アイツ、KY（空気の読めない人）だよな」

「いつも的外れなことをいう人だ」

などといわれてしまうわけです。

そういう状況にさせないためには、周囲の人が、まず状況を説明してあげることです。ビデオを観ながら話すことができれば、もっといいかもしれません。ゆっくり部分的な情景を解説しながら、はめ絵のように考えていきましょう。

こういう場合は、みんながどう思っているか、自分はどうしたらいいか、どんな反応をしたらいいのか、などを細かく話してあげれば、微妙なその場の空気を読めるようにもなるでしょう。

会話が成り立たない

わが国においては、「暗黙《あんもく》の了解」という言葉があり、いわなくてもわかるだろうという考え方をする人がたくさんいます。

アスペルガー症候群の人は、「それ」がわからないのです。会話の中に、5W1Hをいつも織り込むように話してもらわないと、主語や述語がどうなっているのかわからなくなってしまいます。特に、長い文章は苦手です。

ですから、話した内容について、そのように考えた理由を具体的に説明してあげること、そして、アスペルガー症候群の人に、どうしてほしいのかとその理由を、具体的いってあげることが必要です。

私は、2009年8月まで、アメリカのフロリダ州に滞在していました。

そこで気がついたことがあります。以前ボストンに滞在していたときはそうも思わなかったのですが、フロリダの人はよくしゃべる。だれかに何かいわれると、自分の気持ちや行動の理由を、すぐに答えなくてはわかってもらえない、そんな会話が飛び交っていました。サッと答えなければ、相手から「聞いていないのか？」と必ず促されます。ですから、バスの中などは、うるさいことこの上ない状態でした。

アメリカの人は、具体的な自分の気持ちや相手に対する期待をいってくれますから、そういう点から考えると、アスペルガー症候群の人にとってはとてもわかりやすい社会だと思います。したがって、アメリカにおけるアスペルガー症候群の人の問題点は、対人関係よりは社会性のほうが大きいのです。

アメリカ人のように、自分の考えや気持ちを会話のキャッチボールとしていう、必ずそう考えた理由をいうのが、アスペルガー症候群には大切だということです。

そうすれば、同じ状況になったときに、その理由を考えて行動がとれるのです。周囲が対応してくれると、ほかの人に奇妙な感じを与えなくて済むようになります。

アスペルガー症候群はその言動を悩むより、社会や相手に奇妙な感じを与えないように、周囲が対応してあげればいいのです。本人の本質を直すことはできないのですから、家族や周囲の人が、そう思って開き直りましょう。

ものを片付けられなくて部屋の中がゴミためのために

アスペルガー症候群の人は、まず視覚記憶が優位《ゆうい》であることを知ってください。また、時間の感覚がないに等しいと思ってください。

また、「片付ける」とはどういうことなのかを考えながら、「なぜ片付けられないのか」を深く考えていくようなところがあります。

片付けるということは、ものをある場所に分類をするということと、その作業工程が頭の中にきちんとなければできません。

アスペルガー症候群の人は、見たものを、見たままに記憶しています。ものを置いたところ、また、置いたものをそのまま写真のように記憶するのです。ですから、アスペルガー症候群の人は、ものを片付ける必要性がわかりません。

次に取り出すときに、「置いてある」写真を思い出せばいいのですから、置きっぱなしでも何の問題もないわけです。

ただし、だれかがその上にものを置いたり、少しでも動かしたりしたら、それを見つけることができません。確かにそこにあるのに、ちょっとでも動かされると、どう移動したかを想像できないのです。

さらに、時間経過では覚えていません。作業ごとに完結しますから、以前の違う作業工程は覚えていないのです。

しかも、今いらないものは、すぐに忘れてしまいます。外から帰ってくるとコートは脱ぎ捨ててしまいます。コートをかければいいのですが、家でコートは必要のないものですから、「かける」という行為を忘れてしまいます。次に着たいときは、脱いだままのコートを、脱いだときの写真を見ながら探せばいいのです。

例えば、バナナの皮は、バナナを食べ出したらいらないものになってしまいます。ですから、その存在を忘れてしまって、むいたままそこに放置してしまいます。ゴミ箱に入れる、という行動の発想はありません。

それでは、どうやって対応すればいいのでしょう。

まず、一つひとつの行程を決めなければなりません。食事も勉強も、片付けや掃除も、どこでどうするのかを決めておく。そして、1つの作業が終了すると、決まったところに、決まったようにしまう。それをやってから次の作業を始めるように決めておくわけです。

一度に、急に違ったことをさせないことが重要です。決まったように、毎日判で押したようにやってもらいます。

それには時間がかかりますが、根気強く対応しましょう。

アスペルガー症候群の人は、いっぺんにいろいろなことができません。1つずつしかできなくても周囲の人は我慢してください。

人生は長いのだから、という気持ちでつき合いましょう。

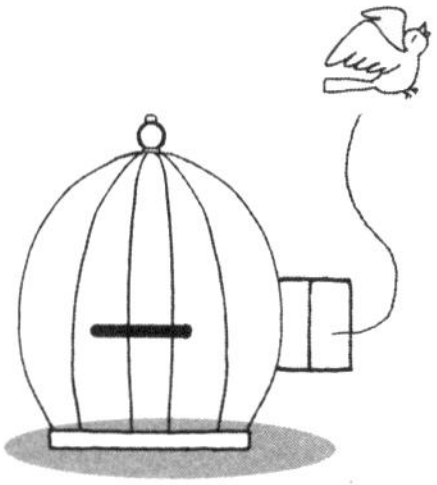

気持ち悪いもの、危険なもの、性的なものを集める

一般的に、男性と女性とでは、ものに対する思いや考え方が違います。男性は、物体そのものに興味があり、用途は二の次です。いっぽう女性は、ものを集めても、必ず用途や使うことを考えて買ったり集めたりします。

例えば、リカちゃん人形を集めるとき、男性はいろいろな衣装を着ているリカちゃん人形を集める、また、年代別に集めるなどの収集の仕方をします。女性の場合は、リカちゃんを使ってままごと遊びをしますから、その遊びのために集めるわけです。ですから、着せ替えていろいろな役をさせながら遊びます。

また、男性は、意味のないもの、役に立たないものなどを集めている人も多いといわれています。例えば、石ころ、シール、マッチ、木の根っこ、流木、木ネジなどです。女性はこのような、意味のないものを集めている人はまずいません。

こう考えていくと、アスペルガー症候群の人、特に男性は、一般の男性の収集タイプと同じだと考えることができます。気持ち悪いといっても、ある人にとってはかわ

いい存在に感じられ、危険なものといっても用途が危険なだけで飾って楽しむには、危険性がない、など、その人にとっては用途でなく物として大事なものだというわけです。

危険なものに関しては、使ってみたいという気持ちになることや、使いたい人に渡すことは絶対にいけない、と教えてあげないといけません。

また、性的なものについては、一般の人が性的と感じるだけで本人はそんなことは思っていないことが多いものです。ですから、別のもののほうがおもしろいとわからせて、興味を移させましょう。

性的なものとしての興味があるわけではなくても、感覚的な快楽に結びつくようなものに対しては、一般の人と同じです。どう処理するか、どんなことをしてはいけないのかを話しておき、必ず様子が見られる人をつくっておくことが重要です。間違いを犯さないために！

人嫌いで孤独を愛する

アスペルガー症候群の人は、他人と接するのが嫌いで孤独を愛している、と思われがちですが、本当はそんなことはありません。人のことは大好きで、つき合いたいと思っているのです。しかし、どのようにつき合えばいいのかがわからなくて、「どうして友だちになってくれないのだろう?」といつも考えています。

仲間に入れてもらえないことが続くと、仕方がないので自分の想像の世界に閉じこもって孤独になるか、絶望的な気持ちからうつ状態になったりします。

本当はみんなと一緒にいたいのです。食事をしたり遊びにいったり、スポーツをしたいと思ってもだれも誘ってくれない。すると、不登校や引きこもり状態になり、インターネットの世界やゲーム三昧《ざんまい》になって、オタクといわれるような指向が明らかになってきます。自分の世界にこもって生きていくしか方法がなくなってしまうのです。

しかし、引きこもりをやめさせたいからといって、ゲームを禁止したり、ネットの世界から無理に引きはなそうとしても、別の居場所はありません。ですから、無理にゲームやパソコンをやめさせようとするのは、居場所を失くしてしまうのですからかえって危険です。たくさんの人と同時にかかわることができないのも、アスペルガー症候群の特徴です。私たちも、たくさんの人たちの中で、すべての人と友だちになることはできません。それは当然のこと。しかし、アスペルガー症候群は特に苦手なのです。

そういうときは、まず、人数を偶数にすることが大切です。２人ずつがペアとなれば、人数がどれだけ増えても大丈夫です。次に、だれかがリーダーになって会話や行動をリードしていくようにします。そうすることにより、人数が多くなってもどう振る舞えばいいかがわかってきます。また、話題も選べるようになり、みんなで共有することができるようになっていきます。

このようなことは、インターネットや携帯電話、ゲームなどからは学ぶことができません。そういう場と、話題を共有する人がいることの楽しさを感じさせてあげることが大切です。話を聞いているだけでもいいのです。話し下手の人には、聞くだけでいい、と教えてあげましょう。また、意見をいわなくてはいけないときには、具体的にどのようなことをいってほしいかを、あらかじめ周囲の人に説明してもらうといいでしょう。そうすることで、的外れなことはいわなくなります。

人と目を合わせない

自閉症やアスペルガー症候群の最初の症状が、人の目を見ないこと、相手と目が合わないことであるのは、あまりにも有名です。しかし、なぜそうなのかは、あまり解説されていません。

目と目を合わすこと、それはその人と気持ちを通わせることにつながります。そして、目を見ることは、話をしている相手があなたである、ということを知らせるため、話を聞いていることを相手にわからせるためでもあります。ところが、アスペルガー症候群の人は、そういった、目を見ることへの意味がわからないのです。

アスペルガー症候群は相手の気持ちがわかりませんし、自分の気持ちをわかってもらおう、という気にはなりません。

ですから、彼らの気持ちだけを考えれば、話を聞いているかどうか、だれに話しているのかは、話をしている本人にはわかっているはずなのです。したがって、相手のために目を見る必要がないというわけです。

また、話を聞いているか聞いていないかは、自分でわかりますから相手にわからせる必要もないわけです。聞いているということを、相手にわかってもらいたい、という気持ちを持っていないのがアスペルガー症候群です。

相手の目を見ることの意味をわからせるには、具体的に、

「人と会って挨拶をするときには、目を見ながらあなたに挨拶しているのだ、ということをわかってもらわなくては相手が気づかないこともある」

「話を聞いているときには、聞いていることをわかってもらえないと、相手は話をすることがいやになってしまう」

「話を聞くときは、ときどきうなずいたり相づちを打ったりするんだよ」

などと理屈で教えてあげると、人と目を合わせるようになります。

人の顔をなめるようにジッと見入る

人づき合いの上で、だれかと一緒にいて話をするときに、相手が何を考えているのか、怒っているのか、喜んでいるのかなどを、私たちはどうやって判定しているのでしょうか。ちょっとした仕草、顔つき、言葉の調子、目の動きなどから判断する人が多いでしょう。

しかし、アスペルガー症候群の人は、そういう雰囲気がわかりにくいのです。

相手が怒っているのか、悲しんでいるのか、喜んでいるのかなどの、そうした感情を、言葉で話してくれればよくわかるのですが、相手の気持ちを察することはできません。通常、人の気持ちは「見ればわかるだろう」と思われますが、アスペルガー症候群にはそれは無理なのです。

相手が「見ればわかるだろう」という意識を持ち、言葉で気持ちを説明しないとすると、話の内容からは相手の気持ちを推定できないわけですから、ジッと顔つきを見て判断しなくてはいけなくなります。相手の顔をなめるように見ながら、気持ちの判定を行なうわけです。いわゆる、顔をスキャンする、という感じです。

それが、相手の人にとっては「なめるように見られた」「ジッと見られて気持ち悪い」ということなってしまうのです。

まわりの人が、気持ちを言葉でいってあげれば、相手をジッと見入ることはなくなり、スキャンするような無駄なことはしなくて済みます。


アメリカでの会話は、お互い答えをすぐに出すような、間髪を入れない形で行なわれます。常に気持ち、行動の理由などが言葉で語られながら会話が進行します。

日本のように、気持ちを推測しろ、いわなくてもわかるだろう、などということは少ないような気がします。

多民族国家であるアメリカは、風俗や習慣の違う民族の集まりですから、そうしなければ、社会や国家が維持できないのかもしれません。

ちょっとしたことで大騒ぎする

「ちょっとしたこと」って何でしょう。

ほかの人にとっては何でもないことでも、ある人にとってはとても重要だったり、我慢できなかったりすることはよくあります。

虫が嫌いな人、年齢をいわれることに敏感な人、顔のしわがとても気になる人、髪型が気になる人など、気になることは人それぞれです。

外見が気になる人は、お化粧にとても時間がかかります。男性でも最近は、鏡をじっと眺め、他人の視線を意識して身繕《みづくろ》いをする人が多くなりました。

私は、大切なのは中身だと考えているので、外見はどうでもいいと考えてしまって、鏡もろくに見ない日もあります。もしかしたら周囲の人に、不愉快ないやな思いをさせていたり、だらしがないという思いをさせているのかもしれません。

このように、人によっては、気にならない、つまらないと思うことが、ある人にとっては重要だということは、よくあるわけです。

アスペルガー症候群の人が大騒ぎをすることの中には、過去のいやな経験や思いと結びついていることがあります。すなわち、いわゆるトラウマということになると思います。ある音、ある言葉、ある情景、ときには模様などからも、過去のいやな記憶がフラッシュバックして、大騒ぎをすることがあります。

他人から見たら、つまらないことや些細《ささい》なことのように思えますが、本人にとってはとても重要なことであるわけです。

トラウマの取り方、解消の仕方はちょっとしたコツがあります。そのコツについてはP.147でお話しします。

トラウマと感じることでも、慣れれば何ともなくなり、あの大騒ぎはいったい何だったの？　といいたくなることになります。

ただし、1つのトラウマが解消しても、また次のこだわりやトラウマが生まれることが多いのもアスペルガー症候群の特徴です。

モグラたたきのようですが、毎回解消していくことが、よい思春期、青年期を迎えるためにはとても重要なことです。

情緒不安定になり、突然パニックに陥る

アスペルガー症候群の人たちは、いつも不安を抱えています。行動や思考について、肯定的な評価を受けない経験が多かったからです。

ですから、自分に自信がありません。また何かして、変な人だと思われないか、バカにされてからかわれたりしないかなどの思いを抱えています。

ようやく大丈夫だと思って、思ったとおりに行動したり提案をしたりしても、

「何を考えているの？　バカじゃないの！」

「変なやつ！　つき合いづらいな」

などといわれてしまったら、どんな気持ちになるでしょう。

黙って、自分の中に閉じこもって、いわゆる引きこもりになったり、黙って何もせずにジッとしてしまう。一生懸命やったのに、だれも評価してくれず、次にどうすればいいかもわからない。そんな自分に対しての怒りが、爆発してしまいます。

どうすればいいかわからないときに、パニックという形で爆発するのです。

爆発するということは、我慢できないということと表裏一体ですから、我慢しないほうが自然なアスペルガー症候群の本来の姿であるといえましょう。すなわち、我慢することのほうが、彼らにとっては不自然なのです。

しかし、そんなことばかり続いていては、社会の中でうまく生きていくことはできません。もちろん、あらかじめどのようなことが起こるのか、予想をして、対応方法を練っておくことは必要です。

自分の気持ち、特に怒りを5段階に表すことを教えてあげましょう。

5つの段階ごとに、どう行動するのかを決め、イライラしたときには、どの段階にあるのかをカードで示します。

例えば1では「黙る」。2では「違う場所にいく」。3では「机の上を手でたたく」。4で「大声で怒鳴る」。5で「机をひっくり返す」などです。

そうすると、周囲の人は、どんな行動が予測されるかをつかむことができます。大声で怒鳴って5のカードが出れば、机がひっくり返されると思って周囲が準備することになります。そういうことを繰り返しているうちに、周囲はどんなことをすれば怒らせるかもわかりますし、本人も、自分の気持ちのレベルとして我慢ができるように努力するようになります。

もちろん、我慢できたときはほめてあげなければなりません。我慢することが当たり前なんだ、と思わないことが重要です。

また、暴れ出してしまったら危なくないようにして、どこか安全なところに連れていくようにします。暴れてもだれも相手にしてくれないということがわかれば、暴れることがつまらなくなります。

まわりが騒ぎすぎないこと。押さえつけたり、怒ったりすると、もっともっとひどくなってしまいます。騒ぐことを、周囲の人に対するいやがらせだと思ってください。いやがらせが何の効果もないことを、本人にわからせることが大切です。

ときには、自傷行為を行なうこともあります。頭を打ちつけたり、自分を傷つけたり、見ていられないようなことが起こることさえあります。

「こんなにつらいことがあるんだ」「自分が悪いんだ」と思って、自分を罰しているのだと思ってください。そして、一緒に悲しみましょう。

怒るのではなく、悲しい思いを共有してください。そうしていくうちに、きっと自傷はなくなります。

斜めから見ているような、変な目つきをする

自閉症やアスペルガー症候群の人は、左側に目を寄せて斜めから見ていることがよくあります。

それはなぜか、よくわかっていません。正面から見ると刺激が多すぎるので、斜めから見るようにして刺激を少なくしている。刺激が多いと、考えたり行動する余裕がなくなってしまう。全体を見ることが不安なので、斜めを見て全体を把握《はあく》しようとする。ちょうどうまく見つめるための距離感がとれなかったり、眼球《がんきゅう》運動が適切にできなかったりするので気がつくと変な目つきをしている。これらの考えがあります。

実際にものを見るとき、適切な眼球運動ができず、対象をちょうどうまく見るための位置にとどまることができず、通り過ぎてしまってから戻って見つめ直すことも知られています。

目で見ること、見つめること、見ながら考えること。そうした、当たり前で簡単な事柄でも、アスペルガー症候群の人にはとても難しいことであると知っておいてください。

手をヒラヒラしたり、手を眺めてニヤニヤしている

手をヒラヒラしたり、手を眺めてニヤニヤしたりする行為は、自己刺激という現象です。アスペルガー症候群の人は、自分の手がつくり出す繰り返しのリズムが楽しいのです。

アスペルガー症候群の子どもたちは特に、繰り返し模様が大好きです。絨毯《じゅうたん》の繰り返し模様、壁の縦線、少し高度ですが、並んでいる数字など、繰り返して現れるものを大変好みます。

ですから、手をヒラヒラさせたりするときに、繰り返し模様を連想するのか、とてもうれしそうにします。何だか落ち着き、とてもきれいだと思うのだそうです。私たちが、花がきれいだと思うように感じているのかもしれません。

また、自動車のタイヤ、車の窓なども好きです。ミニカーを目の前で動かして、夢を見ているようなこともあります。このようなときは、現実から逃げたいとき、ちょ

っと楽しいことを考えているときなのです。

子どもも大人も、そうした行動をするのが、たまにであれば放置しておいてもかまいません。ただ、そのようなことが増えてきたり、長い間そういう自分の世界の中にいるようなことが増えてきたりしたら、ときには要注意です。

本人が、「今の環境がつらい」ということを知らせているのだと思われます。すなわち、友だち関係、職場での人間関係などがうまくいってないこともあります。そういうときは、周囲の人が気をつけてみてあげてください。

環境や現在の様子からストレスになるようなことがないのであれば、薬物治療が必要なこともあります。原因が見つからないときは、専門医に相談しましょう。

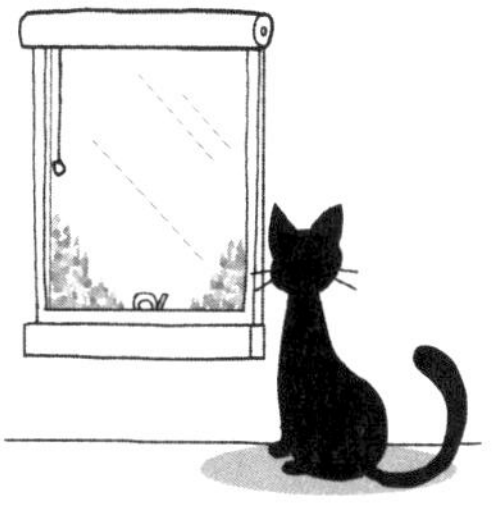

衝動的に行動するのが気になる

アスペルガー症候群の人は、自分の世界の中にいることが多い人たちです。周囲の人やその様子、雰囲気に気づいて行動することはもっとも苦手です。ずっと自分の中で考えてしまって、ヨーシと思うと行動してしまいます。

また、行動を起こすまでに、どのような過程で、どう行動をしていけばよいのかという計画を立てるのも不得意です。

ですから、突然、衝動的に起こす行動について、周囲は理解できません。彼らの心の動きがわからないのです。

そういう場に直面したら、行動を起こしたあとに、どんなことを考えて行動したのかを、ゆっくり、批評せずに聞いてあげましょう。

本人からは、たくさんの、関係性がわからないような事柄、矛盾《むじゅん》したこと、ランクの違うことなどが出てくると思います。最初は理解できないかもしれませんが、ゆっ

くりその言葉を集めていくと、どんなことが気になっていたのか、その行動の理由を理解できるようになっていきます。そして、

「あなたのいいたかったことは、こういうことなんだね」

といって考えをまとめてあげましょう。すると、本人も、

「ああ、そういうことが自分はいいたかったんだ」

とわかってきます。

毎日、いろいろな話をしてあげ、考えを整理してあげると、いろいろな場面での対応の仕方を覚えていきます。アスペルガー症候群の人は、どうしても思考がバラバラになりがちなので、対応の仕方を思い浮かべること、そのとき何を考えているかを整理してあげることなどは、とても重要です。

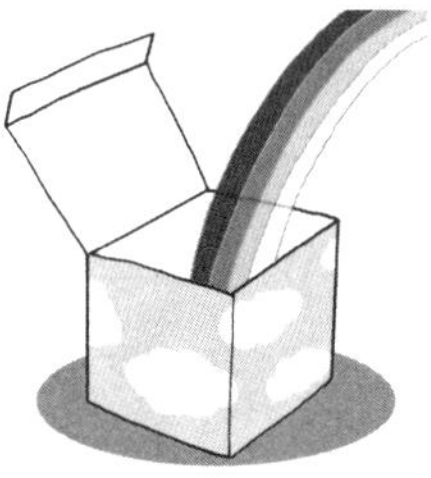

安心できるのは「自分の世界」だけ?

私たちも日常生活を送っている中で、その場にいたたまれなくなったり、いやになったりしたときに、以前の楽しかったことをふと考えたり、思い出したりすることはありませんか。

怒られているときに、何かをフッと思い出してニヤッとしてしまい、さらに怒られた、という経験はだれにでもあると思います。

そのような状態を、専門的には「解離《かいり》」といいます。

子どもの場合、そうしたことがもっとも起こりやすいのは、虐待《ぎゃくたい》を受けた子どもだといわれています。

何だかわからない理不尽《りふじん》な状況、説明もできない環境がずっと続くとき、「これは現実ではないんだ」「今の生活は夢なんだ」と思い込まないと生きていくことができないからです。そういう子どもは、虐待の環境から逃れることができたとしても、ちょっといやなことがあると、フッと違う世界にいってしまう傾向があります。

アスペルガー症候群の人たちも、同様に「自分の世界」にいってしまうことがよくあります。

健常の人が、頭の中だけでできる違う世界にいくことが、アスペルガー症候群は、外部から見てもわかってしまうほど明らかな状態になります。

そのようなことに気づいたら、

「今は、いやなことを我慢しているんだね」

「どこかにいってしまったり、逃げ出したりしないで」

「今はがんばって、あとでゆっくり考えてみたら」

などといってあげましょう。いやなことがあるときにも、あとで自分だけの世界に逃げ込めると思えば、今は我慢できる、ということもあります。

ボーッとしているというより、ちょっと感受性を鈍くしてこの場を我慢しているのだ、というようにポジティブに考えてあげましょう。

ポジティブな記憶より ネガティブな記憶ばかりを覚えている

私たちは、悲しいときに楽しかったことを思い出そうとしたりしませんか。失敗してもう一度がんばろうと思ったり、つらいことがあったとき、楽しかった経験を思い出すと、だれでも元気になれるものです。

また、楽しかったことばかりが続くと、それが当たり前のことになってしまって、感激がなくなってしまうこともあります。

ポジティブ思考の人は、悲しかったことを心の奥底に秘めて、できるだけ楽しいときのこと、うまくいったときのことを考えて行動することができます。たとえ失敗しても、1つ新しい経験をした、それもいい経験だった、などと考えることができる人もいます。

しかし、アスペルガー症候群の人たちは、うまくいったことよりも、うまくいかなかったときのことをよく覚えています。

他人からだまされたり、裏切られたり、非難されたりしたときのことを、よく覚えていて、とても傷ついていきます。

彼らが傷つかないためには、どうすればよいのでしょうか。

アスペルガー症候群の人は、「落とし穴に落ちない」「地雷を踏まない」などのいい方をしがちです。失敗しないことを考えて生きていくことが多いようです。

決まったことを決まった人としかしない、新しい環境にはいかない、という極端な行動をします。そうすると、だんだん家族としかつき合わない、引きこもり状態になってしまいます。

家に閉じこもった状態にさせないためには、本人が傷つかないような接し方を周囲が考えてあげましょう。うまくいったらほめてあげ、何かしようとするときには、

「こうしたらいいよ」

といってあげることです。羅針盤《らしんばん》やカーナビのような予習が大事。これから起こることを、前もっていっておいてあげることが重要なのです。

あいまいないいまわしに弱い

私たちは、聞き手が都合のいいように解釈《かいしゃく》してもいいときや、対人関係を円滑《えんかつ》にしたいときなどに、何となくあいまいな言葉を使うことがあります。

「たぶん、それでいいと思う」

「大よそ間違いはないけれど、もうちょっとがんばってください」

などと、ハッキリとはしないけれど、何となく意味はわかる、といういい方はだれでもするものです。しかし、アスペルガー症候群の人は、そういうあいまいさが理解できません。お互いの間で「あうんの呼吸」で行動することが、もっとも苦手です。

ですから、アスペルガー症候群の人と話をするときには、あいまいないい方はやめましょう。キチンと理由をいうことと、こうしてほしいと相手に伝えることです。

「できてはいるけれど、あと10分やってみてください」

というように、時間や行動の仕方をハッキリ示してあげること。筋道を立てて、理解できるような会話をするように、普段から気をつけてあげてください。

第2章

アスペルガー症候群を理解する

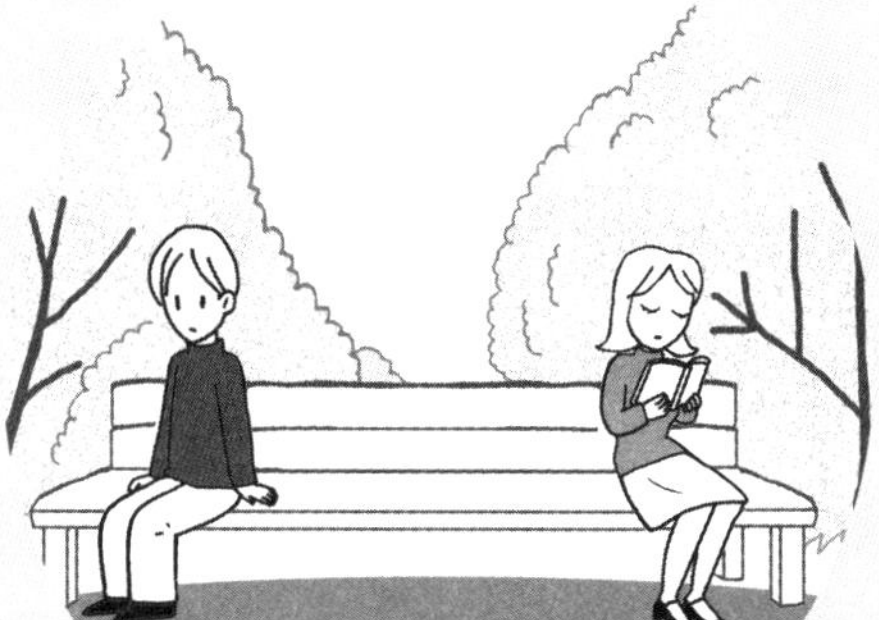

アスペルガー症候群とはどんな状態か？

アスペルガー症候群は、自閉症に関する診断名の中では新しく注目されるようになった重要な疾患《しっかん》で、初めて報告されたのは、ハンス・アスペルガーの論文です。(H.Asperger (1944),「Die 'Autistichen Psychopathen' im Kindersalter, Archiv für Psychiatrie und Nervenkrankheiten, 117, 76-136.」)。

しかし、最近に至るまで専門家の間でも、むしろ「幻の病気」とさえ考えられていました。それが注目を浴びるようになったのは、１９９０年代のウタ・フリス、ローナ・ウイング、トニー・アトウッドなどの研究者たちが国際的に取り上げるようになってからです（『自閉症の謎を解き明かす』ウタ・フリス著・富田真紀、清水康夫訳／東京書籍）。

自閉症、アスペルガー症候群、ＡＤＨＤ（注意欠陥《ちゅういけっかん》・多動性障害《たどうせいしょうがい》）、ＰＤＤ（広汎《こうはん》性発達障害《せいはったつしょうがい》）などを、どうやってとらえるかは微妙で、診断基準の項目にあてはまるかという判断は、医師によって違うこともあります。

アメリカ精神医学会の診断基準（D－SMⅣ）では、アスペルガー症候群はPDDの分類に入ります。日本では、アスペルガー症候群は自閉症の1つのタイプとして見られています。

アスペルガー症候群の人たちは、障害の程度は多少軽いと考えられていますが、自閉症と同様に社会性、コミュニケーション、想像力に障害があります。男児に多く100～200人に1人ぐらいいるといわれている発達障害で、その割合からいえば、3～4クラスに1人はいるということになります。

アスペルガー症候群の人は、簡単にいえば次の「3つ組の障害」で診断されます。

①人との社会的関係を持つこと
②コミュニケーションをとること
③想像力と創造性

自閉症とアスペルガー症候群はひとつながりのものです。これからアスペルガー症候群の子どもの特徴について説明していきます。子どもと書いてあっても、ほとんどの事項は思春期や成人のアスペルガー症候群の人にもあてはまります。
①の社会的関係を持つこと、というのはほかの人と一緒にいるときに、どのように振る舞うべきかということです。
②のコミュニケーションとは、自分の思っていることをどう相手に伝えるか、そして相手のいいたいことをどう理解するかということです。
最後の③の、想像力と創造性の問題とは、見立て遊びや振り遊び、こだわりなどと関係します。

アスペルガー症候群の子どもの、代表的な特徴は次のとおりです。
①好きなことには熱中するが、興味のないものには集中できない。
②難しい言葉を使ったり、話し相手を無視した一方的な話し方をする。
③自分の気持ちをうまく表現できない。
④待つことができず、突然動きまわることがある。
⑤聴覚、視覚、触覚など、極端に過敏・鈍感が見られる。

アスペルガー症候群は、特に珍しい障害ではありませんし、ごく普通に生活している人や社会に貢献して活躍している人がたくさんいます。

幼児の場合には学校で、「変わっている子ども」「不器用な子」「空気の読めない子ども（KY）」などと揶揄《やゆ》され、いじめられることがあります。いじめられたり無視されたりしても、どうしてそうなるのかが理解できず不登校、引きこもりなどになってしまうこともあります。

また、幼児期から周囲がうまくかかわってきて、社会の中でどのように振る舞えばよいかを学べたために、幼児期には問題として現れていなくても、思春期以降の対人関係・仕事の上などで適切な対応を求められることもあります。

さらに、歳を重ね、家庭を持って子どもが生まれたために、型どおりの生活をすることが不可能となったり、大人になって想像力が必要とされるようになるために、症状が明らかになったりする場合もあります。

しかし、これらの程度については、その人の持つ認知能力などの発達レベルや規定される障害の代償能力によって変わるので、その対応の仕方は一概にはいえません。

対人関係がもっともうまくいっている場合は、

「ちょっと変わっている人」

「正直でまじめな人」

「自己中心的で困った人」

という評価で、自分の思いどおりに行動してしまい、結果的にほかの人に迷惑をかけてしまうタイプ。また、1人で行動していても「自分1人の世界」の中にいるので、まわりの人とかかわらないことになる「孤独な人たち」のようなタイプ、などさまざまです。


このような人の中には、きちんと診察を受ければアスペルガー症候群の診断がつくことも多いと思われます。しかし、通常このような人が診察を受けるには、併存障害《へいぞんしょうがい》としてのうつ状態、不安、強迫性障害と考えられ、自らあるいは家族などからの診察希望がなければ、診察されることはないでしょう。

アスペルガー症候群の人は、非言語性のコミュニケーションが苦手、対人関係が苦手、こだわりがある、五感の何かがとても敏感、といった特徴を持っています。社会生活を送るのが困難であるということが、診断を考える上でもっとも重要です。

また、知的には高かったり、周囲が対応の方法などを自然に教えていたり、特徴を活かす訓練をきちんと系統立てて受けていたりすると、成人になってから職業などで才能を発揮していることもあります。そうなると、明らかな障害とはいえないレベルになっていることも多々あるのです。

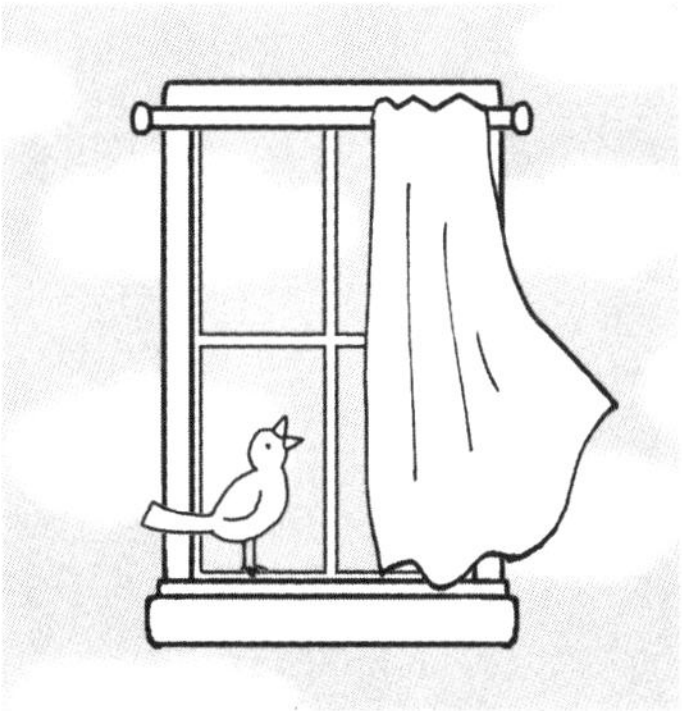

アスペルガー症候群の診断基準

医学の分野では、ＤＳＭ－Ⅳ（表①）とＩＣＤ－10（表②）がもっとも汎用されています。一般的には、ギルバーグとギルバーグの診断基準（１９８９）（表③）が用いられています。

社会的な相互作用の障害、関心の範囲の狭さ、同じ行動パターンを反復したいという要求、しゃべり方や言葉の奇妙さ、非言語的なコミュニケーション障害、身体の動きの不器用さがある場合を、アスペルガー症候群としています。

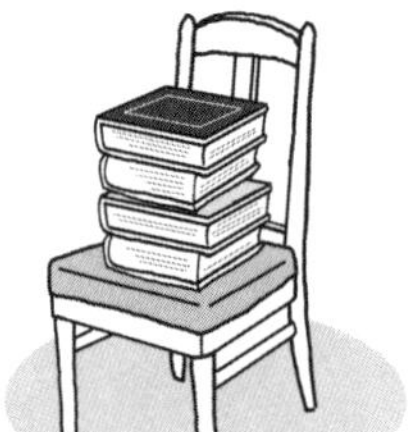

アスペルガー症候群の診断①

DSM-Ⅳ 299.80
アスペルガー障害 Asperger's Disorder

A●以下の少なくとも2つで示される、社会的相互作用の質的障害

1▶視線を合わせること、表情、体の姿勢やジェスチャーなどの多くの非言語的行動を、社会的相互作用を統制するために使用することの著しい障害

2▶発達水準相応の友だち関係をつくれない

3▶喜びや興味、または、達成したことを他人と分かち合うことを自発的に求めることがない（例えば、関心あるものを見せたり持ってきたり、示したりすることがない）

4▶社会的または情緒的な相互性の欠如

B●以下の少なくとも1つで示されるような、制限された反復的で常同的な、行動、興味および活動のパターン

1▶1つ以上の常同的で制限された、程度や対象において、異常な興味のパターンのとらわれ

2▶特定の機能的でない日課や儀式への明白に柔軟性のない執着

3▶常同的で反復的な運動の習癖（たとえば、手や指をヒラヒラさせたりねじったり、または体全体の複雑な運動）

4▶ものの一部への持続的なとらわれ

C●この障害は、社会的、職業的あるいは、ほかの重要な機能の領域において、臨床的に明白な障害を引き起こす

D●臨床的に明白な言語の全般的な遅れはない（例えば、単語が2歳までに使用され、コミュニケーションに有用な句が3歳までに使用される）

E●認知能力発達または年齢相応の生活習慣技能、適応行動（社会的相互作用以外）、および環境への興味の小児期における発達に、臨床的に明自な全般的な遅れはない

F●診断基準はほかの特定の広汎性発達障害や統合失調症によって満たされない

アスペルガー症候群の診断②

ＩＣＤ-10　F84.5
アスペルガー症候群 Asperger's　syndrome

疾病分類学上の妥当性がまだ不明な障害であり、関心と活動の範囲が限局的で常同的反復的であるとともに、自閉症と同様のタイプの相互的な社会的関係の質的障害によって特徴づけられる。この障害は、言語あるいは認知的発達において、遅延や遅滞が見られないという点で自閉症とは異なる。 多くの者は、全体的知能は正常であるが、著しく不器用であることが普通である。

この病態は男児に多く出現する（約８：１の割合で男児に多い）。少なくとも一部の症例は自閉症の軽症例である可能性が高いと考えられるが、すべてがそうであるかは不明である。青年期から成人期へと異常が持続する傾向が強く、それは環境から大きくは影響されない個人的な特性を示しているように思われる。精神病エピソードが成人期早期に、ときに出現することがある。

【診断ガイドライン】

診断は、言語あるいは認知的発達において、臨床的に明らかな全般的な遅延が見られないことと、自閉症の場合と同様に相互的な社会関係の質的障害と、行動、関心、活動の限局的で反復的常同的なパターンとの組み合わせに基づいて行なわれる。自閉症の場合と類似のコミュニケーションの問題は、あることもないこともあるが、明らかな言語遅滞が存在するときはこの診断は除外される。

A. 表出性・受容性言語や認知能力の発達において、臨床的に明らかな全般的遅延はないこと。診断にあたっては、２歳までに単語の使用ができており、また、３歳までに意思の伝達のための二語文（フレーズ）を使えていることが必要である。身辺処理や適応行動、および周囲に向ける好奇心は、生後３年間は正常な知的発達に見合うレベルでなければならない。しかし、運動面での発達は多少遅延することがあり、運動の不器用さはよくある（ただし、診断に必須ではない）。突出した特殊技能が、しばしば異常な没頭にともなって見られるが、診断に必須ではない。

B. 社会的相互関係における質的異常があること（自閉症と同様の診断基準）。

(a) 視線・表情・姿勢・身振りなどを、社会的相互関係を調整するための手段として適切に使用できない。

(b)（機会は豊富にあっても精神年齢に相応した）友だち関係を、興味・活動・情緒を相互に分かち合いながら、十分に発展させることができない。

(c) 社会的・情緒的な相互関係が欠如して、他人の情動に対する反応が障害されたり歪んだりする。または、行動を社会的状況に見合ったものとして調整できない。あるいは社会的、情緒的、意思伝達的な行動の統合が弱い。

(d) 喜び、興味、達成感を他人と分かち合おうとすることがない（つまり、自分が関心を持っているものを、ほかの人に見せたりさし示すことがない）。

C. 度はずれた限定された興味、もしくは、限定的・反復的・常同的な行動・関心・活動性のパターン（自閉症と同様の診断基準。しかし、奇妙な運動、および遊具の一部分や本質的でない要素へのこだわりをともなうことはまれである）。

次に挙げる領域のうち、少なくとも１項が存在すること

(a) 単一あるいは複数の、常同的で限定された興味のパターンにとらわれており、かつ、その内容や対象が異常であること。または、単一あるいは複数の興味が、その内容や対象は正常であっても、その強さや限定された性質の点で異常であること。

(b) 特定の無意味な手順や儀式的行為に対する明らかに強迫的な執着。

(c) 手や指をばたつかせたり絡ませたり、または身体全体を使って複雑な動作をするなどといった、常同的・反復的な奇異な行動。

(d) 遊具の一部や機能とはかかわりのない要素（例えば、それらが出す匂い・感触・雑音・振動）へのこだわり。

D. 障害は、広汎性発達障害《こうはんせいはったつしょうがい》のほかの亜型、単純性分裂病、分裂病型障害、強迫性障害、強迫性人格障害、小児期の反応性・脱抑制性愛着障害などによるものではない。

アスペルガー症候群の診断③

ギルバーグとギルバーグによるアスペルガー症候群診断基準 1989

1 社会性の欠陥（極端な自己中心性）（次のうち少なくとも2つ）
- a 友だちと相互にかかわる能力に欠ける
- b 友だちと相互にかかわろうとする意欲に欠ける
- c 社会的シグナルの理解に欠ける
- d 社会的・感情的に適切を欠く行動

2 興味・関心の狭さ（次のうち少なくとも1つ）
- a ほかの活動を受けつけない
- b 固執を繰り返す
- c 固定的で無目的な傾向

3 反復的な決まり（次のうち少なくとも1つ）
- a 自分に対して、生活上で
- b 他人に対して

4 言葉と言語表現の問題（次のうち少なくとも3つ）
- a 発達の遅れ
- b 表面的には誤りのない表出言語
- c 形式的、もったいぶった言語表現
- d 韻律の奇妙さ、独特な声の調子
- e 表面的・暗示的意味の取り違えなどの理解の悪さ

5 非言語コミュニケーションの問題（次のうち少なくとも1つ）
- a 身振りの使用が少ない
- b 身体言語（ボディーランゲージ）のぎこちなさ／粗雑さ
- c 表情が乏しい
- d 表現が適切でない
- e 視線が奇妙、よそよそしい

6 運動の不器用さ

神経発達の検査成績が低い

アスペルガー症候群の診断④

サトマリたちによる診断基準 1989

1● 孤独さ（次のうち少なくとも２つ）

親しい友だちがいない
人との接触を避ける
友だちづくりに関心がない
自分ひとりの世界を好む

2● 人とのかかわり方の欠けた面　（次のうち少なくとも１つ）

自分に必要なときだけ人と接する
人への接し方がぎこちなく不器用
友だちに対する一方的な接し方
人の気持ちを感じ取るのが困難
人の気持ちに無頓着《むとんちゃく》

3● 非言語的コミュニケーションの欠けた面（次のうち少なくとも１つ）

表情が乏しい
子どもの表情から感情を読み取るのが困難
目の動きで子どもに意思を伝えるのが困難
ほかの人に視線を向けない
手を使って意思を表現しない
身振りは大げさでぎこちない
人に対して近づきすぎる

4● 話し方の奇妙さ（次のうち少なくとも１つ）

抑揚《よくよう》のおかしさ
口数が多すぎる
口数が少なすぎる
会話に一貫性が欠ける
一種独特な言葉の用い方
繰り返しの多い話し方

ADHD（注意欠陥《ちゅういけっかん》・多動性障害《たどうせいしょうがい》）とはどんな状態か？

アスペルガー症候群とADHD（注意欠陥・多動性障害）は、鑑別が困難なこともありますし、併存することもあります。PDD（広汎性発達障害《こうはんせいはったつしょうがい》・P.74～）とADHDは、現在の診断基準では重ねて診断はしないで、PDDとする、となっています。しかし、実際はその鑑別もかなり難しいのです。ADHDでありながら、対人関係、社会性、言語などに問題があることもありますし、PDDでありながら、不注意、多動、衝動性を有する人もあります。今後の診断基準では、併存することを認めることになりそうです。しかし、典型的な例では、まったく別であることがわかります。対応も違いますから、そのためにも、この2つの障害はきちんと知っておく必要があります。

衝動的で落ち着きがない、授業に集中できない、不注意でボーッとしている、呼びかけられても気がつかない、などの症状がある子どもたちは、ADHD（注意欠陥・多動性障害：Attention-Deficit/Hyperactivity Disorder）として、対応策が医療や教育現場で講じられ、診断から治療、社会的対応のネットワークが構築されつつあります。ＡＤＨＤの状態については１８００年代から知られており、ドイツ・フランクフルトにおいて、「落ち着きのないペーター」という童話が残っており、同市におけるマスコットとなっています。

学問的には、医学の概念として最初に報告されたのは１９０２年のロンドン・キングスカレッジ医学校の小児科医であった、サー・ジョージ・フレデリック・スキルが、知能自体は正常だが、『落ち着きがなく、暴力的な発作を起こし、破壊的で、処罰にも反応しない子どもたち』を報告したのが、ＡＤＨＤの概念のはじまりです。１９２０年代には脳の損傷と結びつけ、「脳炎」後の後遺症という仮説を立てられていました。

この時期には「嗜眠性脳炎《しみんせいのうえん》」などが発見され、その後遺症で精神や情動に異常が出ることが論じられ、また、史上最大のインフルエンザ流行の後遺症が報告されるなど、脳の障害にその原因を求めつつ、遺伝とは別のメカニズムで発達障害を理解する方法も模索《もさく》されていました。そのころ多かった脳炎後に、行動の抑制が十分に行なわれず、多動であったり、衝動的であったりした症例が多く報告されていたため、脳炎後の軽度の後遺症として考えられるようになったのです。

１９４７年、「多動、不器用、行動や学習の障害」によって特徴づけられる子どもの脳障害を、脳損傷児《のうそんしょうじ》（brain injured child）と称したことから始まり、「微細脳損傷(minimal brain damage)」とされました。

しかし、明らかな脳障害の存在が認められなかったり、そのあとに回復したりすることが経験されるようになり、損傷ではなく機能の障害であるという批判に基づいて「微細脳機能障害（minimal brain dysfunction）」という表現になりました。

その後、ＤＳＭ‐Ⅳ、ＩＣＤ‐10では、注意を集中する、あるいは持続することが困難なために、多動、衝動的になることから、ＤＳＭ‐Ⅳでは、ＡＤＨＤ（注意欠《ちゅういけっ》陥《かん》・多動性障害《たどうせいしょうがい》）、ＩＣＤ‐10では「多動性障害」とされています。

近年、ＤＳＭ‐Ⅴが刊行され、定義も変わっていく可能性も考えられます。

ADHDの特徴を知る

ＡＤＨＤ（注意欠陥《ちゅういけっかん》・多動性障害《たどうせいしょうがい》）の人は、会議中や打ち合わせのときなどに、自分のいおうとしていることを考えるのに集中してしまい、周囲が次の話題に移っていることに気づかずに発言し、ＫＹと称されることがあります。子どもの場合なら、授業中に的外れなことをいったりもします。

そうしたことは、ＰＤＤ（広汎性発達障害《こうはんせいはったつしょうがい》）でも認められることですが、ＡＤＨＤの人に認められる場合は、考える前に行動する（衝動的）だったり、場に注意を集中していなかったりするため起こることが、ゆっくり考えてもそのような周囲の状況が理解できない、ＰＤＤと大きく異なっている点です。

そのため、ＡＤＨＤの子どもに対してだったら、担任、副担任、ピアティーチャーなどが周囲からサポートしてあげられるので、その場をよく見ていないと気づけば、本人の目を見たり、手で合図をしたりするだけで気がつくことができます。この点も、ＰＤＤとは異なるところです。

注意して集中するということは、ある時点では必要ですが、集中しすぎることが悪い結果を引き起こすこともあり得ます。

例えば、荒野でたき火をしている発展途上国の狩人をイメージしてみましょう。たき火に集中しすぎると、周囲にきているオオカミに気づかずに食べられてしまうかもしれないし、たき火に集中することができなければ火が消えて、またオオカミに襲われてしまうかもしれません。

すなわち、状況によって注意の集中状況は、柔軟に変化させなければならないことも知っておく必要があるわけです。

そのほか、学習に重要な読み書きに困難をともなうなど、不器用さを持つことも多く、空間認識に問題があるために地図が読めなかったり、工作ができなかったり、歩いていて人にぶつかりやすかったり、手足をどこかにぶつけてしまい、ケガが絶えなかったりというようなこともあります。さらに、時間の認識がうまくできないために、物事がスムーズに進まない、遅刻を常習的に繰り返す、などの特徴もあります。

ADHDの診断基準

ＷＨＯの『精神及び行動の障害　第10版』では、多動性障害《たどうせいしょうがい》は「小児期及び青年期に通常発症する行動及び情緒の障害」の大項目に含まれています。

この中では、「不注意」「過活動」「衝動性」を3つの主要症状とし、発症の早期性（7歳以前）、持続性（6カ月以上）、広汎性《こうはんせい》（複数の場面でたびたび観察されること）を強調しています。

一方、米国の『精神疾患の分類と診断の手引き　第4版』（ＤＳＭ-Ⅳ）では、注意《ちゅうい》欠陥《けっかん》／多動性障害と称し、主要症状を「不注意」と「過活動／衝動性」に分けています。ここでも、7歳以前の発症、6カ月以上の持続、複数の場面で現れる、社会面あるいは学業面の著しい障害などを付帯条件とし、ＰＤＤ（広汎性発達障害《こうはんせいはったつしょうがい》）、統合失調症、うつ病などを除くと定められます。

これらの、診断に基準については、現在、次の版に向けて大きな改訂が行なわれており、近い将来は異なった疾患概念として登場してくる可能性も否定し得ません。

ADHDの診断基準（DSM-Ⅳ）

A （1）か（2）のどちらか：

(1) 以下の不注意のうち6つ（またはそれ以上）が少なくとも6カ月以上続いたことがあり、その程度は不適応的で、発達の水準に相応しないもの：

不注意

（a）学業、仕事、またはそのほかの活動において、しばしば綿密《めんみつ》に注意することができない、または不注意な過ちをおかす。
（b）課題または遊びの活動で、注意を持続することがしばしば困難である。
（c）直接話しかけられたときに、しばしば聞いていないように見える。
（d）しばしば指示に従えず、学業、用事、または職場での義務をやり遂げることができない。（反抗的な行動または指示を理解できないためではなく）
（e）課題や活動を順序立てることが、しばしば困難である。
（f）（学業や宿題のような）精神的努力の持続を要する課題に従事することをしばしばさける、嫌う、またはいやいや行なう。
（g）（例えばおもちゃ、学校の宿題、鉛筆、本、道具など）課題や活動に必要なものをしばしばなくす。
（h）しばしば外からの刺激によって容易に注意をそらされる。
（i）しばしば毎日の活動を忘れてしまう。

(2) 以下の多動性・衝動性の症状のうち6つ（またはそれ以上）が少なくとも6カ月以上持続したことがあり、その程度は不適応的で、発達水準に相応しない：

多動性

（a）しばしば手足をそわそわと動かし、または椅子の上でもじもじする。
（b）しばしば教室や、そのほか、座っていることを要求される状況で席を離れる。
（c）しばしば、不適切な状況で、余計に走りまわったり高い所へ上ったりする。（青年または成人では、落ち着かない感じの自覚のみに限られるかもしれない）
（d）しばしば静かに遊んだり、余暇活動につくことができない。
（e）しばしば「じっとしていない」または、まるで「エンジンで動かされるように」行動する。
（f）しばしばしゃべりすぎる。

衝動性

（g）しばしば質問が終わる前に出し抜けに答えてしまう。
（h）しばしば順番を待つことが困難である。
（i）しばしば他人を妨害し、邪魔する。（例えば、会話やゲームに干渉する）

B 多動性・衝動性、または不注意の症状のいくつかが7歳未満に存在し、障害を引き起こしている。

C これらの症状による障害が、2つ以上の状況において（例えば、学校、または仕事と家庭）存在する。

D 社会的、学業的または職業的機能において、臨床的に著しい障害が存在するという明確な証拠が存在しなければならない。

E その症状はPDD（広汎性発達障害）、統合失調症、またはそのほかの精神病障害の経過中にのみ起こるものではなく、ほかの精神疾患（例えば、気分障害、不安障害、解離性障害、または人格障害）ではうまく説明されない。

混合型　過去6カ月間A⑴とA⑵の基準をともに満たしている場合。
不注意優勢型　過去6カ月間、基準A⑴を満たすが基準A⑵を満たさない場合。
多動性・衝動性優勢型　過去6カ月間、基準A⑵を満たすが基準A⑴を満たさない場合。

ＰＤＤ（広汎性発達障害《こうはんせいはったつしょうがい》）とはどんな状態か？

ＰＤＤ（広汎性発達障害）には、知能指数が低い場合と高い場合の両方が見られます。知能指数が低い場合のほうが、発見が比較的容易だったとされることから、旧来より「自閉症」として認知されてきていましたが、知能指数の高い場合については、１９８０年以降からしばしば認知されるようになりました。

なお、定型的に発達していなくても、本人や本人でない者がどのような生活・職業などの場面においても、他者と同じくらいの負担しか感じず、特につらいと思わない場合は、障害としないことも知っておく必要があります。

ＰＤＤの人は、物事を全体的に見たり考えたりすることが苦手で、ある特定の物事にこだわってしまって先に進むことができなくなることがよくあります。

数字や繰り返し模様などが好きです。一度にいろいろなことを考えたりしたりすることが苦手で、要求されたりするとパニックになってしまいます。

また、想像力や応用力がなく、最初に教えられたり覚えたことを、なかなか変更できません。よく、決まり切った行動をとることもあります。

人とのかかわり方が下手で、相手に奇妙な感じを与えます。独特な決まり切った言葉遣いや、平坦な抑揚のないしゃべり方をすることも特徴です。

さらに、難しいことができるのに、やさしいことができなかったり、できることとできないことが極端です。

関係のない状況で過去の出来事を突然思い出し（フラッシュバック）、まったく関係のないことをいい出したり、パニックになったりすることがあります。いわれた言葉は文字どおりにとってしまいます。そして、1人きりになって、奇妙な行動や言動をとっていることもあります。

以上のような言動が、ＰＤＤの主な特徴です。

PDDの特徴を知る

PDD（広汎性発達障害《こうはんせいはったつしょうがい》）の「広汎性」というのは、「特異的」のものに対する概念のことで、広汎性発達障害という語のほうが発達障害という語より広義であるような印象を持たれることもありますが、日本においては、単に「発達障害」と呼んだほうが広義です。

「広汎性発達障害」というのは、世界保健機関が定めたＩＣＤ-10（『疾病及び関連保健問題の国際統計分類 第10版』）、アメリカ精神医学会が刊行したＤＳＭ-Ⅳ-ＴＲ（『精神疾患の分類と診断の手引き 第４版新訂版』）などにおける分類上の概念です。

知能指数が知的障害の領域にないものは、高機能広汎性発達障害と呼ばれることもあり、軽度発達障害に分類されるものの、「高機能」：通常知的障害の範疇《はんちゅう》に含まれない場合、「軽度」の要素・尺度・知的に障害が軽度と判定されることであって、障害の程度が軽度ではないことに注意が必要です。

自閉症には、知的障害をともなう場合と、知的障害をともなわない場合である高機能自閉症があり、これらは、別個の障害ではなく一連の要素を含む先天性《せんてんせい》認知障害《にんちしょうがい》といえます。

WHO（世界保健機関）のICD（『疾病及び関連保健問題の国際統計分類』）においては、通常自閉症は遅くとも生後30カ月以内に症状が認められる症候群であるとされています。

また、広汎性発達障害、高機能自閉症、アスペルガー症候群などを合わせて、自閉症スペクトラムと呼ばれることもあります。

広汎性発達障害
アスペルガー症候群
自閉性障害
小児期崩壊性障害
レット障害
特定不能の広汎性発達障害

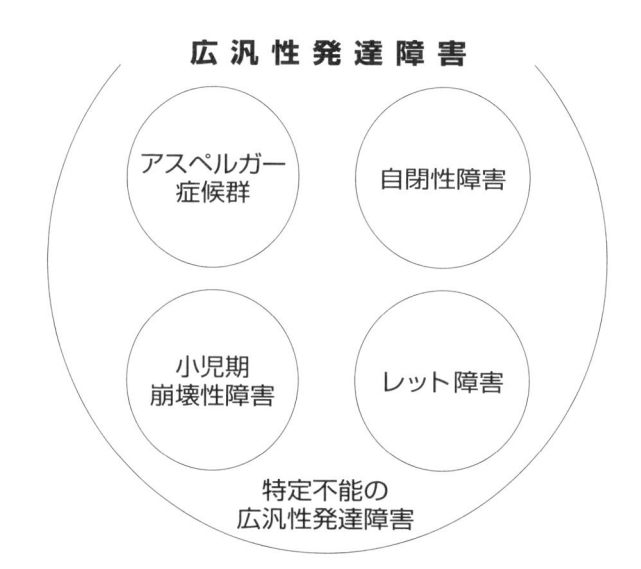

PDDの診断基準

ＰＤＤ（広汎性発達障害《こうはんせいはったつしょうがい》）の特徴は次の３つです。生まれつきの発達障害、脳の器質的な異常によるものであり、育て方の問題ではありません。

①、②、③のいずれも典型的にあてはまるものを、自閉性障害（自閉症）、①、②のみのものをアスペルガー症候群と呼びます。

このほかにも、さまざまな自閉症、発達障害の姿があります。その症状や言動は人それぞれ、千差万別《せんさばんべつ》ともいえるでしょう。

① 対人関係の異常

視線が合わない。友だち関係がつくれない。
他者と興味を共有できない。
感情が伝わらないなど。

② 言葉やコミュニケーションの異常

言葉が遅れていたり、一問一答に
なってしまったりして会話にならない。
オウム返しといわれるような特有の応答をする。
遊びのルールや役割を理解できないなど。

③ 特徴的なこだわり

興味を持っているものが限られている。
まわりから見て意味のない習慣にこだわる。
クルクルと体を軸にしてまわるなどの
常同行動がある。
物体の細部にこだわるなど。

第3章

職場やまわりの人に溶け込めないのはなぜ？

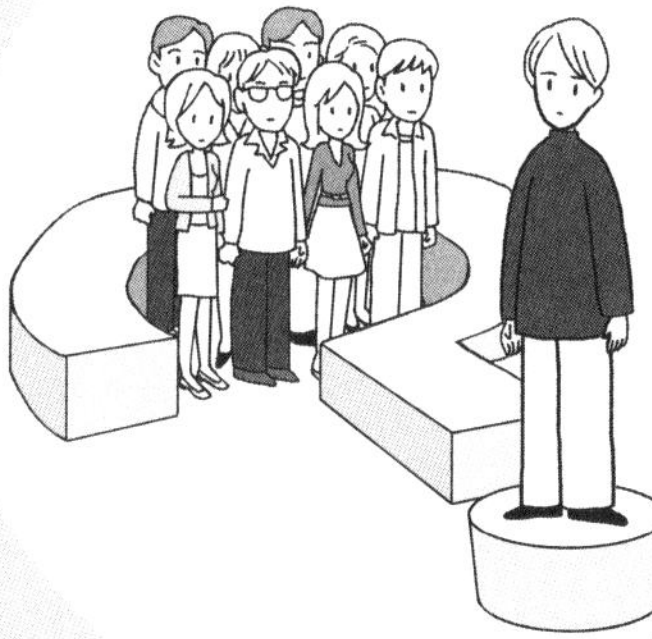

アスペルガー症候群のコミュニケーションのとり方

相手とコミュニケーションをとるということは、相手の状態によりコミュニケーションの方法や内容を変えていくということ。

アスペルガー症候群の人は、相手の状態を言葉の説明なしに察知することが苦手ですから、コミュニケーションは一方的になります。

また、非言語的なコミュニケーションは苦手ですから、言葉だけに頼るという状態になってしまいます。ですから、雰囲気がわからないため職場やまわりの人に溶け込めない、という状況に陥ることがあるわけです。

相手の言葉を文字どおりに受け止めたり、言葉の周囲に含まれる情報を的確につかまえたりすることができず、孤立した状態になってしまうことも多々あります。このようなことは、10歳前後から起こってきます。このときどう対応するかが、後に社会に出ることができるかということと、密接に関係しています。

孤立している、嫌われている、よく思われていない、つき合いたくないと思われている、などがわかっていないときには、本人の心の問題はまだ現れません。

しかし、周囲のそうした雰囲気が察知できるようになると、どうしたらいいかわからないという感情が出てきます。そして、徐々に気持ちが沈み、社会に出ていくことが恐ろしくなって、家に閉じこもって外出しなくなったり、他人との交流を嫌うようになってしまうのです。

ですから、アスペルガー症候群の人が学校や社会に出たとき、疎外感《そがいかん》を持ったり孤立したりしないよう、また、引きこもりになってしまわないよう、まわりの人が助けてあげる必要があります。

この章では、アスペルガー症候群の人が、学校や職場で周囲の人に溶け込めるようになるための、身近な人の手助けの仕方、コミュニケーションのとり方などを解説していこうと思います。もし、ご本人がこの本をお読みでしたら、まわりの人に手助けしてもらう方法を覚えて、自分からお願いしてみてください。

注意を聞いてもらいたいとき

アスペルガー症候群の人に注意をするときは、「だれが」「何を」「どうしたから」「どこが悪いのか」などを具体的にいってあげることが大切です。

例えば、

「ダメダメ、そんなことしちゃ。もっときちんとやってください」

といっても「そんな」が何を指すのか、「もっと」といってもどのぐらいなのか、「きちんと」はどうやってやることなのか、などがわからないのです。具体的に指示しないと、アスペルガー症候群の人には理解できません。

日常的な言葉には、幾とおりにもとれるいい方や表現があります。もっとやさしく、心を込めて、具体的に話してあげましょう。

例をあげたり、具体的にどうすればいいのか説明してあげると、次からはきちんとできるようになります。

また、ある特定の事柄については、説明の仕方を1つにしておくことが大事です。

たくさんのやり方を説明してしまうと、一見、親切に思えますが、アスペルガー症候群の人の場合は混乱したり、逆にどうしたらいいかわからなくなったりします。

ですから、1つの方法だけを、具体的に説明すれば間違えにくいといえます。言葉の選択に注意し、わかりやすいいい方で、あらかじめわかることは事前に話しておくのです。

注意を受けても、失敗してしまうことは、だれにでもあります。しかし、失敗は新しい経験です。失敗したと思わないで、「いいことを覚えた」と考えるように言葉をかけてあげてください。もし、失敗してしまったら、素直に謝ることを教えましょう。

また、失敗したことは敗因を分析してノートに、「いつ」「どこで」「だれが」「何を」「どうした」と書いておきましょう。そのノートがたまると、自分の失敗のパターンがわかりますし、注意をされたときの対応もわかってきます。

人に近づきすぎていやがられるとき

自分と他人との距離感がわからないというのも、アスペルガー症候群の特徴の1つです。

通常、人と人との適切な距離というものは、お互いのテリトリーを侵さないということから判断されます。

では、それはどのぐらいの距離でしょうか。

前や横では、片手を伸ばした距離だといわれています。後ろでは、その半分ぐらいでしょう。ただし、その場合には相手の視界に入っていることが条件です。

向かい合って座っているときには、ヒザ頭《がしら》があたる距離まで。また、横に並んでいるときには、ヒザとヒザが触れ合わない距離が適切な距離になります。

そうした、具体的な距離感を教えてあげないと、アスペルガー症候群の人は、他人に近づきすぎてしまうことが多いので、まわりの人が注意してあげることが大事です。

正面で対面するときには、目と目を合わせて、名前をいう、握手をするなどの方法を順番も含めて教えてあげてください。

また、「忙しいですか？」「今、大丈夫ですか？」「話しかけてもいいですか？」などの言葉をかけることは、重要な社交術でもあります。そういうことも教えてあげましょう。

もちろん、わが国と米国などとは人と人との距離感が違います。満員のバスや電車は日本人にはあまり気になりませんが、海外の人は知らない人と接触することをとても嫌います。その代わり、親しい人であればハグしたり、ときには頰《ほお》にキスをしたりすることも珍しくはありません。

国によって他人との距離感が違うことも、覚えておいたほうがいいと思います。

プロクセミックス（人と人との距離を考える学問）

人類学者のエドワード・T・ホールは、人間を取り巻く「なわばり」には４つの距離が区別できる、と提唱しました。人においては、「密接距離」「個体距離」「社会距離」「公衆距離」の４段階によって構成されていると考えられています。

①密接距離

愛撫や格闘を成立させる距離で、この範囲内では愛の証である慰撫と保護が認められる距離。ところが、愛の証がないときはその逆の嫌悪と排除という感情が芽生える。この距離をエルボー・ディスタンスと呼び、45㎝以内、人間のひじの距離によって愛情が芽生えるとされる。本当に愛し合う同士、乳幼児と母親の距離でもある。

②個体距離

人間が個人を感じられるギリギリの距離。ここには自己と他者を隔て区別する「泡」が介在すると考えられている。自分がエルボー・ディスタンスよりはっきり外にあることが感じられる距離、45～120㎝、手を広げたぐらいの距離とされる。

③社会距離

相手から隠れようと思えば隠れられるし、そのまま相手に感じられずに立ち去ることができる。逆に、ここから相手に近づいてくと、相手に社会的な関心があると思わせることができる。その人に関心があったり認められたければ近づくし、そうでもなければ無視してしまう距離。120～360㎝ぐらいの距離。

④公衆距離

そこでは人々は街頭者のようにふるまえる。このような距離を感じていることができれば、雑踏の中でも孤独になることができる。360㎝以上の距離とされる。

自分の主張を通そうとしすぎる

それぞれの人にとって、正しいと思うこと、大事だと思うことは違います。また、だれが考えても正しいと思うこともあります。例えば、「モーゼの十戒」の4番目から10番目の戒《いまし》めのように、だれもが「そう思う」ということはあります。

このような戒律《かいりつ》は、同様のレベルで並んでいることが特徴です。同様の境遇《きょうぐう》にある人がだれでも、守らなければならないと思われる事柄が、同様のレベルで並んでいるのです。

実は、アスペルガー症候群の人たちは、戒律がとても好きです。ところが、戒律はさまざまなレベルで並列されています。すなわち、戒律とは、その人の持つ自分の中にある、自分中心の個人的な考えなのです。そんな戒律の内容にちょっと注意して聞いてみると、アスペルガー症候群の人が、どういうことが気になっているのか、何に腹が立つのかがわかってきます。

あるアスペルガー症候群の人が決めた「マナー法」をご紹介します。

あるアスペルガー症候群の人のマナー法

第１条：不正を許すなかれ
第２条：正しい思想は必ず勝る
第３条：年長者をうやまえ、そして逆らうな
第４条：ゴミは正しく分別せよ
第５条：悪を許すなかれ
第６条：タバコのポイ捨てを許すな
第７条：譲るときこそ譲れ
第８条：挨拶はきちんとすべし
第９条：能ある鷹は爪をかくせ
第10条：能ある鷹は正しい思想の語り部となる
第11条：無能な人間に対しては妥協するな
第12条：有能な人間になるべし
第13条：多様な考えを受け入れる
第14条：能ある鷹は年少者に譲るべし
第15条：食べ物のあらゆる不正を見抜く人間になる
第16条：Ｔ君の思想を取り入れること
第17条：食べ物などのむさぼり行為をやめること
第18条：酒などの飲酒行為はほどほどにすること
第19条：タバコは絶対にすわない
第20条：タバコは健康を害する社会悪とみなすこと

モーゼの十戒

- 主が唯一の神であること
- 偶像《ぐうぞう》をつくってはならないこと（偶像崇拝の禁止）
- 神の名を徒《いたずら》に取り上げてはならないこと
- 安息日を守ること
- 父母を敬うこと
- 殺人をしてはいけないこと
- 姦淫《かんいん》をしてはいけないこと
- 盗んではいけないこと
- 偽証《ぎしょう》してはいけないこと
- 隣人の家をむさぼってはいけないこと

余計なことをいってしまい、浮いた存在になる

いってもいいこと、いけないことはどうやって決めるのでしょうか。物事をいってもいいか悪いかは、相手がその言葉にどう反応して、どんな気持ちになるかを考えないとわかりません。

相手をいやな気分にさせてしまったり、その場の雰囲気に合わないことや余計なことをいってしまうのは、アスペルガー症候群の人の特徴だといえます。

例えば、「やせましたね」という言葉は、ダイエットをしている人には喜ばれるでしょうが、重い病気の人には禁句です。

同様に、私たちは、髪が薄かったりはげている人がいたり、太っている人がいたりしても、気にはなりますが口には出しません。しかし、アスペルガー症候群の人は、そのことを口に出していってしまうのです。

アスペルガー症候群の人は、だれにでもある私たちの心の中の声が、相手の立場に

なれませんから、外に出てしまう。ただそれだけです。思ったことを心の中にとどめておくことができないのです。

それでは、どうすればよいでしょうか。小さいときは、

「思ったことをいう前に、私に聞いてちょうだい」

と家族がいっておくことで、対処ができます。

大きくなってからは、お芝居のようなことをして、その相手の人になって気持ちを想像してもらうといいでしょう。そして、

「そのようなことをいわれるとどうかな。こんな気持ちになるよね」

と説明していきます。一つひとつ、根気よく話すと理解できるようです。

そうやって教えていくうちに、だれかにしゃべりかける前に、「いってもいいことか、わるいことか」を考えることが身につきます。

アスペルガー症候群は本質的に相手の人がどう感じるかわからないのですから、余計なことをいったからといって、いちいち怒ってはいけません。

定職につけずに仕事を転々とする

子どもに、将来どんな仕事をしたいかを聞くと、「私は、親の職業をそのまま継ごうと思います」と答える、親思いの子どももいるかもしれません。しかし、一般的に、男の子は「運転士さん」「パイロット」「おまわりさん」「消防士さん」などの制服と正義の人、難しい機械を使う人などにあこがれます。それは、自分の特性など考えていっているわけではありません。

また、女の子であれば「保母さん」「看護師さん」「お嫁さん」など、自分のまわりにいる人のために、何かをしてくれるやさしい人にあこがれる傾向があります。

しかし、だんだんと社会の仕組みや自分の能力を知るようになると、子どものときにあこがれていた仕事と、本当に選択する職業は変わってきます。

そして、その人の勉強してきた内容、さもなければ、成績やコネなどによって仕事を選ぶことになります。実際、自分のことを考えても、私の場合はまわりがみんな医者でした。父の仕事場をいつも見ていましたから、深くは考えずに医者になったというだけなのです。

仕事というものは、外から見ているときと実際に始めてみてからとは、大きく異なってくることがたくさんあります。最初は、下働き、先輩の見習いのようなことから始めることが多いのが現状です。

特に、仕事を教えてくれる人、あるいは先輩が手取り足取り教えてくれているときはいいかもしれませんが、見習い期間が過ぎると、だんだん自分で考えて仕事をこなすことが要求されます。

さらに、少し仕事がわかってきたという時期になると、わからないことがあって教えてもらおうと思っても、みんな忙しそうにしていたら、どうすればいいかわからなくなってしまいます。

「いちいち聞いてこないで、マニュアルでも読めよ」

といわれていても、マニュアルに載っていないことが起こるのが現実なのです。

特にアスペルガー症候群の人は、状況を察知して行動することが苦手なので、自分ではどうしたらいいかわかりません。そして、失敗して叱責《しっせき》されたりします。
そのようなことが重なると辞めたくなってしまいますし、逆に先輩や上司から、
「こんなことができないのなら、辞めてしまえ！」
などといわれることになってしまうのです。
そして、その言葉どおりに受け止めてしまえば辞めてしまう、ということになりま
す。先輩は、そういう意味ではなくていってしまったことだったとしても……。
そうしたことを繰り返し、仕事をまた探すことになる人も多いのです。
しかし、幸運にも、就いた仕事がアスペルガー症候群の人に合っていて、その分野
でトップになることができる人もいます。
どんな仕事を選べばよいのか、どのように仕事を覚えていけばよいのかなどは、第
6章でお話ししていきます。

どうして恋愛がうまくいかないのか

恋愛は、人と人の出会いから始まります。人と出会う機会を多くするためには、いろいろな社会集団に属している必要があるかもしれませんし、異性を紹介してもらうにしても、周囲の人や友だちから好かれていないと、紹介してもらうことも難しいでしょう。

友だちができにくければ、恋愛結婚は難しいかもしれません。

また、相手が自分を好いてくれているのか、ただ客商売として愛想を振りまいているのか、などの区別もつけなければなりません。その区別がつけられなくて、相手が自分のことを好いてくれていると思ってしまったら、いわゆるストーカーになってしまいます。

もし本当に、だれかが自分に好意を持ってくれているとしたら、そのサインを見逃さないようにしなければなりません。わが国では、そのようなことを声高《こわだか》に、だれにでもわかるように示すという習慣は、まだ根付いていないと思います。ですから、そのサインを見つけるのが難しい人は、恋愛に至ることもないかもしれません。

アスペルガー症候群の人は色白の人が多く、やさしく、正直でいい人ですから好いてくれている人はきっといます。まわりを、よく見渡してみてください。

いいキッカケがあって恋愛が始まっても、アスペルガー症候群の人は、男性であれば女性の気持ち、女性であれば男性の気持ちが根本的にはわかりにくい。それは、いうまでもありません。

また、アスペルガー症候群の人が、恋愛時代にデートをしたりするとき、どう計画を立てるのか、そして、新しい展開にするためにタイミングをどうして見つけるのかなどは、とても難しいことです。

つき合っている相手が、同じ趣味を持って同じように自分流である場合と、保護的にいつも接してくれる人であればうまくいくことが多いようです。

コミュニケーションがうまくできない

アスペルガー症候群の人は、自分に向かって話しかけられているのがわからないことがあります。その場合は、話しかける前に合図をしたり、本人の気を引いてから話すようにするといいでしょう。

耳から聞く、「聞き言葉」の意味が伝わりにくい人の場合は、絵や文字で指示するといいのです。

会話にとって、もっとも基礎的で大切なことは、コミュニケーションの要素です。コミュニケーションは、健常の人にとっても重要であるのは、いわずもがなだと思いますが、特にアスペルガー症候群の人は、会話をスムーズにできるように練習することが必要です。

会話をするときは、相手を見てそちらに向かって話をすること。状況を適切に把握して、相手がいってほしいことやそのときの相手の気持ちを考えて、自分が思ったことを話すのが重要になります。

アスペルガー症候群の人に、どのようにして会話の練習をしてもらうかというと、まず、あらかじめ話題について、考える時間を与えてあげます。

次に、内容のあることをいって、YES、NOだけを求めます。

しゃべり始めてもいいタイミングは、わかるように合図をしてあげましょう。

質問にはいろいろな答えが返ってくると思いますが、そのコメントがユニークであればあるほど、感心してあげること。また、どのようなことを聞きたいか、答えを誘導してあげることも重要です。そこから、やりとり（会話）が生まれます。

途中で、聞き役の立場の気持ちや、聞きたい話題を教えてあげることも会話にはとても役立ちます。

また、非言語的な部分としてのうなずき、返事の仕方、目を見ながら話をすることを教えてあげることも重要です。相手は、目を見てくれていなければ聞いているかいないかわからないのですから。

会話の仕方を学ぶことから、アスペルガー症候群のコミュニケーションは始まります。相手が同性や年下なら、注意を向けるため、握手、肩に触れるなどの行動から始めることもコミュニケーションを円滑にしてくれる、と教えてあげてください。

まわりを自分のペースに巻き込もうとする

アスペルガー症候群の人は、周囲を自分のペースに巻き込もうとしているように見られがちです。

しかし、それはペースに巻き込もうとしているのではなくて、自分の知っている世界だけがすべてだ、としか考えられないのです。自分が理解できること、自閉的な自分から見た外の世界だけが存在する社会でなければ、その中で助けなしに生きていくことが困難、それがアスペルガー症候群なのです。

ですから、その人のわかっている世界、あるいは、知っている世界だけがすべてではないことを教えてあげることです。

だれでも未知の世界があるのは当たり前のことなのですが、それをあらかじめ本人に理解させることと、周囲がその人のペースに合わせてあげることとの、両方の妥協点を見つけることから始めるといいでしょう。新しい世界と自分の世界を融合させる手助けをしてあげてください。

時間が守れない。時間の観念がない

時間の観念では、物事が1つずつ順番に起こると考える「Mタイム型」と、複数のことが同時に起こると考える「Pタイム型」の人がいます。

Pタイム型の人は、「タイミングがいい」「チャンスがめぐってくる」と考える人が多く、Mタイム型の人は反対です。Pタイム型は人間関係をスケジュールより優先し、Mタイム型はスケジュールを人間関係より優先します（『文化を超えて』エドワード・T・ホール／研究社）。

アスペルガー症候群の人の中で、社会性を学んだ、知的に高い人はMタイム型に属します。

いっぽう、「時間どおり」ということは、何かをしていることが「それまでにきちんと終わらないといけない」ということと、「時間感覚がしっかりある」ということです。

それはどういうことかというと、ある物事をするための時間、例えば、歯を磨いて顔を洗う、という行為を考えてください。

通常は、「早くしろ」といわれれば、いい加減に歯を磨いたり、顔もいい加減に洗ったりするでしょう。しかし、アスペルガー症候群の人は、「いい加減に」と省略することができません。歯を磨くことや顔を洗うこととは、どういうことで、どこが大事かがわかっていないのです。

日常行なわれる、顔を洗う、歯を磨く、トイレにいく、食事をする……、などの決まった習慣は、決まった順番で一定の時間をかけるのが、アスペルガー症候群です。

例えば、約束の時間があるとしたら、何分前に準備を始めなければいけないか、と普通の人は考えます。そうやって時間配分をすれば、時間がきちんと守れるようになります。しかし、アスペルガー症候群の人はそれができないのです。

ある患者さんは、いつも会社に遅刻していました。朝食にゆっくり時間をかけて、そのせいで遅刻しても平気なのです。それはどうしてだと思いますか?

その人は以前、母親に、

「朝ご飯はとても大事だから残さないで食べなさい。食べないと病気になりますよ」

といわれたことがあったのだそうです。

母親もそのことは忘れていたそうですが、そういわれたことがずっと頭に残っていれば、「遅刻するより大事なのは朝食だ」と思ってしまいます。

その人は、母親のいうことは正しい、と思っていたので確認もできなかったのでしょう。あるいは、母親が忘れているとは思えなかったのかもしれません。

そういうように、アスペルガー症候群の人には、日常生活の習慣を決められた順番で、毎日同じように行なう特徴があります。

アスペルガー症候群の人に時間を守らせようと思ったら、具体的に、

「今日は8時に支度を始めてください」

「明日は7時までに朝食を食べ終わって、出かける準備をしてね」

などと前もって伝えておくことです。

他人との親しい関係をつくるには

アスペルガー症候群の人は、年少期は、自分と自分の家族だけの関係で満足しています。社会的あるいは身体的な接触を嫌い、むしろ、自分自身の楽しみの追求だけを好む傾向があります。

いっぽう、他人に対して、家族と変わらない態度で近寄ったり、身体に触れたりすることもあります。作法の基準は相手との関係によって変わるもの、ということに気がついていないのです。相手によってどうして接し方を変えるのかが理解できないわけです。

しかし、そのような接し方をされた他人は困惑してしまい、近しい人というシグナルを誤って解釈することにつながりかねません。また、アスペルガー症候群の子どもたちはほかの人から利用されやすいということもあります。ですから、家族、先生、友だち、他人に対しての接触の仕方をきちんと指導する必要があります。

友だちの輪という視覚的なモデルを使い、具体的なアドバイスをするプログラムがあります。同心円を書き、中心に本人の名前、次の円の中にもっとも近しい人に対する挨拶や行動を書き入れ、だれがここに入るのかを聞きます。普通は、家族が入ります。その適切な行動には、抱きしめる、キスをする、腕をまわすなどがあります。次の円には、親戚や非常に親しい友だちが入ります。次の円には、友だちや先生、知人などが入り、いちばん外側が他人です。これらの円の中には、それぞれの人の写真や動作の写真を入れます。（P.104友だちの輪参照）

友人との関係がつくりにくいことは、前述しましたが、異性とロマンティックな関係に進んだなら、相手の言葉や仕草の「信号」をどう読むかが重要です。

彼らは、そうした信号を読むことに困難さがあるために、一方的に、強烈な片思いや、熱烈な愛情を発展させます。

アスペルガーの人に特徴的なのは、相手も自分と同じ思いだろうと思い込んでしまい、自分が片思いであることを遠回しに知らせても気がつかないこと。だれかが、この信号を教えてあげなければなりません。そうしないと、いわゆる追っかけ、ストーカーと思われてしまうこともあり得ます。

アスペルガー症候群の人は、人との距離が持つ意味がわかっていません。そのため相手に誤解を与えるために性的なターゲットになりやすい弱さを持っています。相手が性的な意図を持っていることに気がつかないために、性的な被害者になってしまった人もいます。また、男性同士の関係が性的な関係に発展し、それ以降、ビジネスとして、いわゆる風俗の世界に入る人も少なくありません。

いっぽう、加害者になることはまれです。むしろ、情緒的な思春期が長いことと、社会的技能の獲得が遅いため、親密な深い関係を築くことが、同年齢の子どもたちよりはるかに遅れてしまいます。

性的なターゲットにならないよう、周囲の人が気をつけてあげること。そして、どうやって相手に自分の愛情を伝えるのかを教え、相手の気持ちもハッキリと伝えてあげることが大切です。

［友だちの輪］

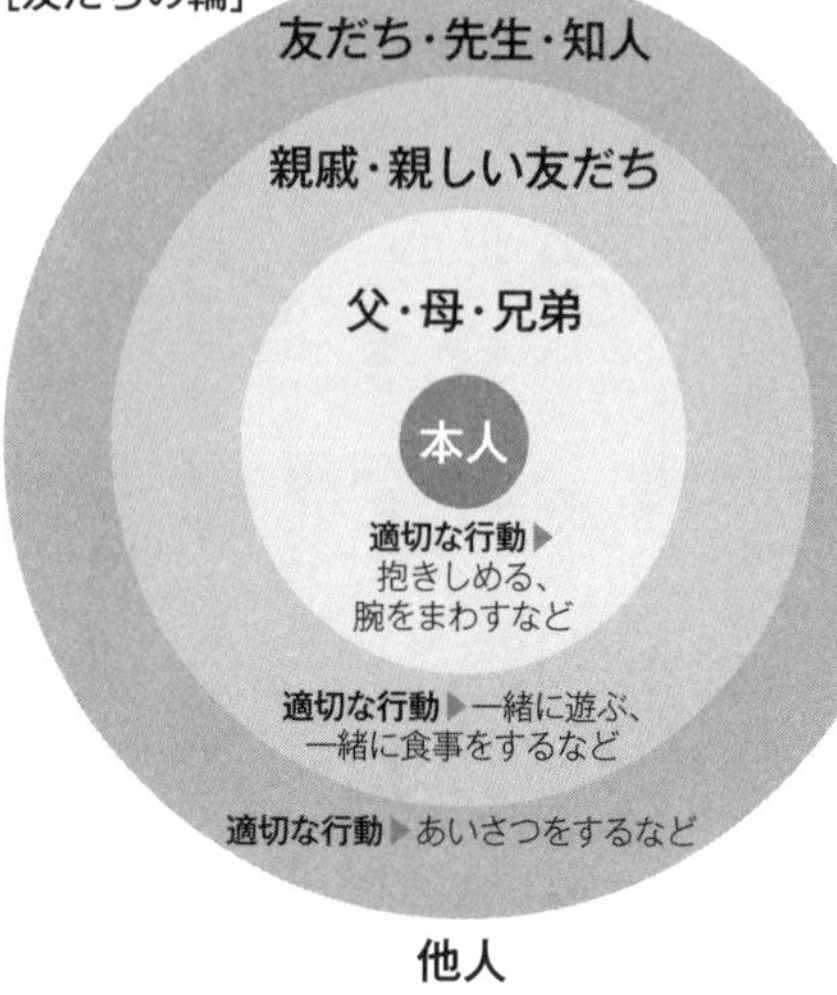

第4章

アスペルガー症候群は子ども時代から困っていた

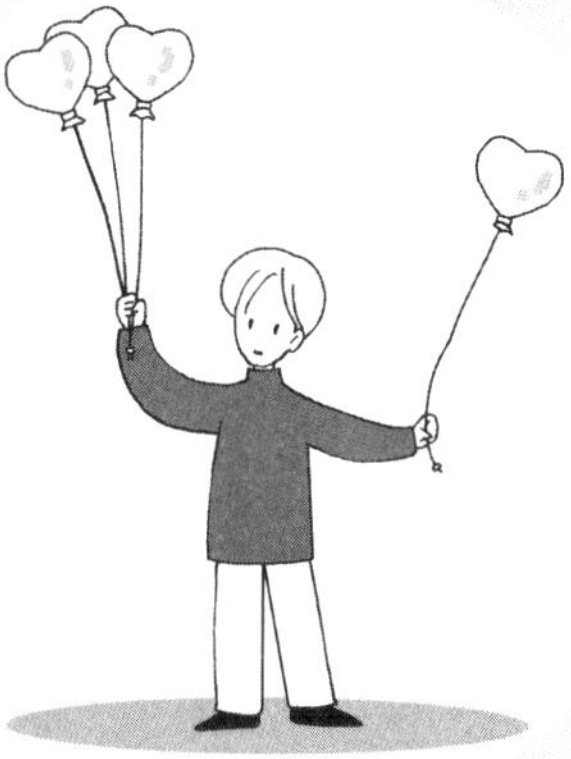

今からでも遅くない。やってみよう！

この章では、アスペルガー症候群の子ども時代は、どうすればよかったかについて、お話ししていきたいと思います。ここに書いてあることは、これから対処したいと思っている人も試してみてください。きっと、大人になってやっても、行動を変えていくことができます。

アスペルガー症候群の子どもは、服装でわかるわけでも顔つきが独特なわけでもありません。むしろ、利発《りはつ》そうで整った、色白の子どもが多いといわれています。言葉の遅れもなく、むしろ難しい言葉やいい方を好んだり、もの知りで賢《かしこ》そうに見えたりするため、社会性や対人関係の問題があるとは思われないことが多いのが現実です。

障害という言葉で表すには見た目ではわかりづらく、社会や人との関係をうまくとれないことに気づかれにくいのです。

たいていの親は、わが子の抱えている困難に気づき、何とかしたいと必死になります。また、周囲の大多数の人と同じようになってほしいと思ってしまいます。だれでも自分の子どもがかわいいため、「将来、ろくな人間にならない」などと、まわりの人からいわれたくないのです。

しかし、アスペルガー症候群の子どもを持つ親たちは、わが子が社会から理解がされないことを知り、「恥ずかしい」「人前に出すのがいやだ」という思いを持ちながら、つい、子どもにつらくあたってしまいます。

それでは子どもがかわいそうですし、親御さんたちも大変つらいことでしょう。親が怒りながら厳しくしつけるのではなく、親子が助け合いながら寄り添える社会が理想です。どんな人でもうまく受け入れることができる、その人のいい点を大切にできる、みんなが助け合える社会が、世界中に早くやってくることを願っています。

それには、アスペルガー症候群について、多くの人が理解してくれることがいちばんです。アスペルガー症候群は子ども時代から、とても困っています。アスペルガー症候群の子どもを持った親御さんも、とても苦しんでいます。

アスペルガー症候群は、その子どもの、生まれつきの認知特性《にんちとくせい》によるものですから、治るということはありません。

それでは、「どうしようもないのか」といわれそうですが、そんなことはありません。要は、周囲が奇妙な感じを持たなければいい。ちょっと変わってはいるけれど、「こんなにすごいところがある」と思ってもらえるようになればいいのです。

みんなとはちょっと違うけれど、「すてきな子」だと思えば、深く悩むことはありません。そうするためには、ちょっとしたコツがあります。

親御さんや周囲の人たちが、専門家でなくてもできるような方法や接し方のポイントなどを知り、それを子どもに教えながら、あせらずつき合ってあげればいいのです。そのやり方をこれからご紹介していきます。

大人になったとき、ほかの人とは違っているけれど、ここはほかの人よりすぐれているな、と思えることをたくさんつくってあげましょう。

親と子が一緒にスイングすることを大切にする

人間には固有のリズムがあります。一般に、そのリズムは先天的なものですが、後天的な要因もあるので変えていくことができます。それはもともと、松果体《しょうかたい》が持っているリズム時計のことを指します。このリズム時計は、日内リズムを決め、睡眠覚醒《すいみんかくせい》のリズムをつくるもので、時差、うつ病による不眠などによって狂うことがあります。

人それぞれの固有のリズムが、ほかの人と同調するかどうかが、人と合うか合わないかなどと関係していることが、最近わかってきました。

JAZZのプレーヤーが三々五々集まって、一緒にぶっつけ本番の演奏を行なうことをジャムセッションと呼びます。このような演奏を行なっているとき、お互いに相手に負けないようにと音楽で戦っていくわけです。ところが、ある瞬間、演奏がとてもしっくりと1つに解け合うようになってきます。

そのような、状態を「スイングする」といいます。

親と子のリズムが合っていて一緒にスイングしている状態、それが確立した状態このことを「親子の絆」と呼ぶのです。このことを科学的に考えてみましょう。

その人の脳の活動を測る脳波という検査があります。脳波でも右左の同調が悪い人がいます。そういう人は、精神的に不安定であると考えられています。

人と人とはどうでしょうか。会話のリズムが合い、打てば響くような関係、最終的には心拍や呼吸が同調している状態では、お互いがとても快適に感じます。こんな状態をつくることができれば、人と人との関係はとてもスムーズです。

アスペルガー症候群のお子さんと親御さんとの間では、何とも奇妙な違和感が存在していることが多いのです。そうしたことから「この子がまったくわからない」「宇宙人と暮らしているようだ」などの言葉が出てくるわけです。

アスペルガー症候群でなくても、自分のほうから、相手に合わせるということはとても困難です。しかも子どもは元来、周囲に対して無関心ですから、親に違和感を持たれても、自分からリズムを合わせようとはしません。ですから、大人のほうからリズムを同調させ、スイングすることを考えてみましょう。

子どもと同じ動きをしてリズムを合わせ、その子の気持ちになって思いを口にするのです。それは、一緒に生きていく人（奥さんや子ども）と絆を持てるように努力すること。一緒に生きるためにはとても大事なことです。

そうすると、心拍も子どもの半分ぐらいのリズムで同調していきます。そうしたら、そっと抱きしめてあげてください。それを繰り返していると、子どもとの距離や違和《いわ》感《かん》が解消していきます。このことは、アスペルガー症候群のお子さんだけではなく、どのお子さんにもあてはまることです。

親子の絆とは何でしょう。

それは、共に生きているという実感を持ち合えるということ。一緒にいても違和感を持たないこと。そうしたことが「絆」だと思います。

さて、その「親子の絆」を確立させる方法をご紹介します。

人と人は、抱きしめ合うことから始まり、見つめ合い、お互いの間のハーモニーをつくっていきます。このような関係では、言葉は必要ありません。

そして、一緒に同じものを見ること。一緒に同じものを見ていると、見つめ合っていないのに相手との思いが通じ合う瞬間があります。こうしたときが、いつもであれば心配はありません。

しかし、同じものを見ているのに、ふと「相手は何を考えているのかな?」と思うときがあります。そうなると、お互いの間に言葉が必要になってきます。自分の思いを口に出すことで、

「何だ、同じことを思っていたんだ」

「そんなすごいことを考えついたんだ」

など、相手の気持ちがわかるわけです。言葉を使ってわかり合うと、新しい次元での関係が深まっていきます。

次に、お互いに離れていったとき。離れると、相手との身体接触がなくなり、何か寂しい不安な気持ちになってきます。そういうときにこそ、言葉が必要なのです。

同じ思いを持っていることを確認し合う、自分に注意してくれたことなどを確認する。このことは、夫婦の絆に加えて、親子の絆も同じことです。まず、夫婦の絆を確立することから始めましょう。

人間関係で重要な「人との距離感」を教える

人と一緒に遊ぶこと、人の気持ちを理解することなどは、簡単なようでとても難しいことです。しかし、社会生活を送る上では、もっとも大切な技能です。

現代は、子どもの数が少なく、大人の中で育つ子が多いのが現実です。ですから、人と人とがゴチャゴチャといる中で、どれくらいの距離で、どうすればうまくつき合うことができるかを学ぶ機会がありません。子どもが大人の中にいるとき、大人は譲ってくれますし、やさしい言葉で説明してくれます。しかし、子ども同士のとき、言葉でいわれて我慢ができるようになるのは、一般的には4歳からです。

それは、アスペルガー症候群の子どもも同じです。4歳ぐらいまでに、どうすればほかの子どもとうまくかかわれるようになるかを、学んでおく必要があります。

1歳半から3歳半ごろまでは、体で覚えるように親や兄弟が身をもって遊んであげるのが理想です。おもちゃをどうやって共同で使うか、どれくらいの距離でいればうまく物事ができるか、あるいは、相手がおもちゃに飽きたことを察することなどを、実際に遊びながら学んでいくのです。

しかしそれ以降、小学校に入るまでは、行動の規制と言葉で教えてあげてください。幼稚園や小学校を見学にいったり、公園で子どもが遊んでいるのを見せて、「こうすればいいのにね」などといってあげたりすることも効果的です。

小学校入学後は、具体的な場面ごとに言葉やリハーサルで教えてあげましょう。その場合、「人との距離感」についても、ぜひ練習してみてください。なぜなら、アスペルガー症候群の子どもは、他人との距離の取り方がわからないからです。

他人とのちょうどいい距離は、一般的にどのぐらいでしょう。自分の片腕で自分のまわりに円を描き、その内側が自分のテリトリーだ、ということを目安にしましょう。すなわち、それ以上近くなっても許せるのは、家族や親友だけです。(P.86参照)

また、座ったときは、ヒザとヒザがあたる距離までは近づいてもいいのですが、それ以上近づきすぎると相手に不快感を与えます。それ以上近づいていいのは、恋人や家族の場合です。

もし、相手が自分のことを好きかどうかわからないときには、そっとヒザをくっつけてみるという手があります。拒否しないときには、自分に好意を持っていると考えてください。ただ、鈍い人もいますので、ヒザがくっついていることに気がつかない人もいます。そんなことも覚えておいて、アスペルガー症候群の子どもに教えてあげると、いやがられたり勘違いされたりすることが減るでしょう。

このようなことは自然に学べる人と、教えなければ気がつかない人がいます。自分が教わらないでできたからといって、自分の子どももができるとはかぎりません。すべての人が、自分と同じプロセスで物事を学んでいくとだけは思わないでください。

アスペルガー症候群の子どもに、「どうしてわからないの」という言葉は禁句です。やさしく丁寧に教えてあげればいいのです。

言葉の理解がすぐれている子には、言葉で状況を説明してあげましょう。状況ごとに、どこに注意をして振る舞えばいいかを教えてあげるのです。

「この場合は、こうしたらいいね。ママだったらこうするな」

というようないい方をしてください。また、どこに注意したらいいかを、指でさして教えてあげることも重要です。

視覚的に覚えることにすぐれた子どもには、場面を描いた絵や紙芝居などを使って、いい方法を選ばせたり、話し合ったりする方法もあります。

アスペルガー症候群の記憶方法

記憶には、大きく分けると「視覚的な記憶」と「聴覚的な記憶」「体性感覚的記憶《たいせいかんかくてききおく》（何かの感触や温度など、聴覚視覚と関係のない六感）」、「運動記憶」の4つがあります。

いわゆる読み書き、算数などの学習にもっとも関係のあるのは、前の2つです。

人間は視覚的な記憶が最初に発達します。3歳ごろまでは、視覚的な記憶が主なもので、見たことがあることを思い出します。しかし、子どもの場合は、時間的な順序性などがわからないため、断片的《だんぺんてき》な記憶が脳内にバラバラに存在しています。「見たことがある」「いったことがあると思う」などはこの記憶にあたります。

大多数の人は、3歳半ぐらいからのある程度の記憶は思い出せても、それ以前の記憶は思い出せません。なぜなら、小さいころのことは、記憶を引っ張り出すタグがつけられないからです。

しかし、視覚的な記憶が強い人は、出生直後からのことを覚えていることがありますし、見たことがある、いったことがある、といった断片的な記憶の寄せ集めとして、記憶します。時間的な流れに沿った記憶ではありません。これも、ある意味では偏《かたよ》った才能といえます。

聴覚的な記憶は3歳過ぎから始まります。聴覚的な記憶は、言葉であり文章であるわけですから経時的に続いて、流れていく記憶になります。ですから、あるキーとなる記憶を思い出すことができれば、ずるずると記憶が引き出されます。

このような力の強い人には、キーとなる言葉、なぜそうなるかの理由などを説明しながら教えて、記憶するように仕向けると、あとで簡単に思い出すことができます。

聴覚的な記憶が得意な人は、言葉や文章で覚えるといいと思います。字で書いた紙を何回も読み直し、大事なところはマーカーをつけておく、声を出して読みながら練習するなどのやり方です。運動、音楽、習字、工作などにも役に立ちます。

運動記憶は、歩くこと、運転することなど、考えなくても体が覚えてできてしまう記憶です。手続き記憶ともいいます。

この記憶には、大脳は関与していません。基底核《きていかく》と主に小脳が関係しています。ですから、運転も無意識に行なっていて、あとで思い出せないわけです。

運動記憶は、視覚的に覚える人、聴覚的に覚える人と、運動選手のように体に直接パターンとして覚えられる人がいます。

また記憶は、短期記憶と長期記憶に分けられます。通常、短期記憶は直後に聞かれて覚えている記憶で、しばらくほかのことをしていると忘れてしまいます。これをある程度、頭の中にとどめておくためには、30分後にもう一度思い出してみるようにします。さらに24時間後に同じことを確かめてみれば完璧《かんぺき》です。

短期記憶の一種に、「作業記憶（ワーキングメモリー）」があります。これは、頭の中の白板（ホワイトボード）ともいわれるように、書いたり消したりできるものです。通常、成人のレベルになるのは10歳以降で、成人の覚えられる量は、意味のない数字7桁といわれています。

しかし、数字を適当な言葉にこじつければ、もっとたくさん覚えることができます。2の平方根1・41421356は「一夜一夜に人見ごろ」と覚えた、あのやり方です。イメージをつけることができれば、なおいいのです。

歴史の年号も語呂合わせをよくしますが、ほかのやり方としては、「1600年関ヶ原の戦い」をまず覚えて何年前、何年後などと歴史の物語の記憶からたどる方法などもあります。

長期記憶は、タグづけで決まります。それが長期記憶を引き出すときのヒントになり、思い出しやすくなります。

「どっかで会った人だな。めがねをかけている。ヒゲを生やしている。帽子が好きなようだ。大阪弁だな。そうだ、最初が『み』のつく人だ。みあ、みい……」

などと記憶をたどる練習も役に立ちます。

このように、記憶は、固定させるための作業と、思い出すためのタグのつけ方で決まります。

最初に書いた視覚的な記憶が、主な記憶の原点です。デジタルフレームのように過去のいろいろな記憶が色あせず、頭の中にあります。そんな記憶ですから、重要なところもそうでないところも、同じように鮮明です。ですから、重みづけはできません。また、アスペルガー症候群の人は、ADHDの人と異なって、意味のないものを覚えるのがとても得意です。このような色あせない記憶を持っている人は、いやなことも鮮明に覚えていてフッと思い出すフラッシュバックがあり、パニック症状や違う世界へいってしまう解離《かいり》状態となることがあります。

運動を習うときは鏡を見ながら横に並んで

アスペルガー症候群の子どもは、相手の動きを見て、それをマネすることがとても苦手です。例えば、自分の前にインストラクターがいて、同じことをするような状態では、手や足の向きが反対になったりテンポがずれたりします。

健常の子どもが何の問題なくマネできることが、アスペルガー症候群にはなぜできないのか、理解できない人が多いと思います。どうしてできないか理解されないので、本人はコンプレックスを持つことになります。

では、どうすればいいでしょう。向き合って体操しているのですから、イメージを反対にさせ、他人の動きを体で覚えてしまえばできるようになるのです。一連の動きをまるまる覚えるので応用はできませんが、まず後ろから黒子のように、言葉を添えて体の動かし方を教えてあげることから始めてください。次に、鏡の前で横に並んで同じ運動をします。声を出しながらやると、うまくできるようになります。だれでも最初はできないんだということを、いってあげながら根気強くつき合いましょう。

みんなと同じように体を動かせない

アスペルガー症候群の子は、「体の動きが変だ」「不器用だ」といわれます。周囲の人が違和感を持たないよう、よい姿勢や歩き方は、練習をしておくといいでしょう。

自分の体を知ることから決まる「姿勢」とは、「自分の体を感じる」ことであり、背骨の位置、触感四肢の位置感覚の集まりです。

鏡の前に立ち、背骨の真ん中（へその裏あたり）を少し前に突き出し、まっすぐ立つ。手を横に広げ、指を伸ばして少し振って、つま先に力を入れ足の指を意識する。

そこでもう一度、自分の姿を鏡で確かめてみると、姿勢がよくなっています。

毎朝、起きてすぐやる習慣をつけると、アスペルガー症候群の子どもも、姿勢よく立てるようになります。

次に、歩行です。まっすぐ遠くを見ながら、先ほどの姿勢を意識してひざを上げ、かかとからおりて、次につま先をつきます。腕は、ひじを直角に曲げてリズミカルに振ります。少し大げさにして毎日繰り返すと、姿勢のいい歩き方が身につきます。

これが、すべての基本です。アスペルガー症候群の子どもも大人も、毎日繰り返してやると、動きがスムーズになっていきます。

ダンスや体操は、頭の中でシミュレーションをして、動作を声に出しながら実際に鏡の前でやってみるといいですね。かっこよく、みんなと同じようにできるためには、必ず予習をすることです。授業や人前でダンスや体操などをするときは、その場所にいって実際にやってみるといいでしょう。

ここまでの流れを医学的に説明すると、まず身体感覚を研ぎ澄ませて、ボディーイメージをつくり、体をどう動かすかを言葉で覚えていきます。これを繰り返すことによって、小脳が動きを覚え、体が動く手続き記憶が完成します。最後に、鏡を見ながら、視覚的記憶を加えます。プロの運動選手のように身体感覚の研ぎ澄まされた人は、運動を繰り返さなくてもすぐに覚えられます。アスペルガー症候群の子どもも、こうしていろいろな動きを繰り返していくと、だんだん覚えが早くなり、苦労しなくてもできるようになります。特に、歩き方や動き方がほかの人から見て違和感を覚えなければ、バカにされることはありません。大人になっても心がけてみてください。

子どものころから運動オンチ

アスペルガー症候群の子どもは、運動が苦手です。それは、自分の体の感覚がきちんとわかっていない、ということから起こります。

体の動かし方を前述しましたが、それと似ています。運動ができないのは、どの筋肉をどのような順番でどう動かすのかがわからないことが理由です。すなわち、運動の計画を立てて実行するところに問題があるのです。人のマネをするときと同様、向き合っていると同じ側を動かしてしまい、ワンテンポずれてしまいます。最初は、後ろに立って二人羽織のように教えてあげることから始めましょう。体の動かし方を声に出しながら、何度も何度もリズムを飲み込むまでやってみてください。そうすると、必ずできるようになります。

一度動きを覚えてしまえば、とてもきれいに、見本のようにできるようになります。

しかし、同じレベルの運動がすべてできるようになるのではありません。レベルは同じでも動きが違えばそのときに、もう一度最初からやり直しです。以前よりは早くできるようになりますが、また、二人羽織のように後ろに立って動きを教えましょう。すなわち、アスペルガー症候群の子どもは、ほかの人たちと同じ努力ではできないということです。できるようになるためには、予習がとても大切です。

そして、その予習は、本番と同じ環境でやること。例えば、逆上がりであれば、学校の体育の時間に使う鉄棒で練習するのがもっとも効率的なのです。

これは、そろばん、習字、楽器など、体を使って行なうすべてのことにいえます。そのためには学校の先生と仲良くなって、予習できるようにいつでも情報をもらえる状況にすることも親のつとめです。子どもが、学校でいやな思いをしないように、学校が好きになるように、親が前もって先生に説明し、本人に教えておくことが大事です。

彼らに、「がんばれ」は禁句です。アスペルガー症候群の人は、いつも全力でやっています。オリンピックに出場するレベルの人でも、がんばれという声援がとてもつらく感じることがあります。だって、とてもがんばっているのですから、それ以上、どうがんばればいいのかわからなくなるのです。

大人になると、運動も楽器も、できなければやる必要がなくなります。しかし、前述したことを参考にしてやってみると、きっと楽しくなります。

相手の気持ちを考えられない

何度もいいますが、アスペルガー症候群の人は、相手が何を考えているかがわかりません。

私たちは、通常、仕草や態度の端々から想像し、顔付きや表情の変化も重要な要素としてとらえます。また、言葉のイントネーションも相手の気持ちを考えるための道具になります。しかし、アスペルガー症候群の人にとっては、そうした想像や思考がもっとも難しいことなのです。

アメリカは、すぐに意見をいい合うコミュニケーションの取り方をします。すぐに答えなければ「聞いているのか?」といわれるぐらいです。ですから、相手の気持ちを推測する、という行為はあまり重要視されません。しかも、違う意見を持っていることがすばらしいということになっていますから、日本のコミュニケーションとの違いは、とても大きいと思います。わが国も、自分の気持ちを素直に表すことがお互いにできて、違う意見を認め合う社会になれば、アスペルガー症候群は楽に生きられるかもしれません。

しかし、そういう世界がくるまで、まだ時間がかかりそうですから、アスペルガー症候群の子どもは、人との対応の仕方を学ばねばなりません。

まずは、相手の人になってその人の気持ちになる訓練をします。お芝居の稽古《けいこ》のように、立場の違う人の役をさせるのです。そうすることによって、相手の気持ちを想像することができるようになります。

特に、言葉を使わないコミュニケーションは難しいもの。服装、お互いの位置関係、顔付き、身振り手振り、声の調子などすべてが、その人の心を語っていますが、アスペルガー症候群は、それらから相手の気持ちを推《お》し量《はか》ることはできません。

外見から想像力を働かせることができるようになるには、色使いや服装なども説明しながら、相手の気持ちを説明してあげること。「暖かそうな色」「運動するときの服装」「怒っているときの身振り」「楽しいときの手振り」など、具体的に彼らにやらせながら、声に出して説明します。表情、身振りは特に大袈裟《おおげさ》にやってみせましょう。

そのようなことを繰り返していくと、だんだんと身振りや様子から、相手の意図などを読み取れるようになっていきます。

つらいときは自分の世界に逃げ込もう

アスペルガー症候群の子どもは、自分のことを周囲にわかってもらえないために、とてもつらい世界に住んでいます。しかし、それはあまり理解されていません。

ですから、楽になれるストレスのない世界が必要なのです。そんな世界をどうやって見つけるか、どのように逃げ込めばいいのかを、周囲の人が一緒に考えましょう。

しかし、長時間、逃げていてはいけません。ただの引きこもりになってしまいます。5分から長くて30分までにし、気分を変えて出直させましょう。

自分が落ち着ける世界の様子、景色や音、風、においなど具体的に思い浮かべてみましょう。多くは、自分が小さいころに育った環境によって決まります。

私の場合は、子どものころ、四国の瀬戸内に面した町で育ちました。寂しいとき、悲しいときなどは1人で海にいって、砂浜に座り、ずっと海を眺めていたこともありました。そこでの海のにおい、風、松の枝が風にそよいで鳴らす音などが、つらい気持ちを慰《なぐさ》めてくれたことを覚えています。さらに慰められたいときは、お気に入りの穴蔵《あなぐら》に入ったりしたことが思い出されます。

もちろんアスペルガー症候群の大人も、つらい世界に生きています。逃げ込める自分の楽しい世界を持つことが、毎日のつらい生活を我慢できること、パニックにならないことにつながります。

アスペルガー症候群の人は、実際の経験がないと、具体的なイメージを持つことができない人たちです。ですから、なおさら自分の逃げ込める世界、落ち着ける世界をつくっていけるように助けてあげましょう。イメージづくりを助けてあげる、そんな場所を一緒に見つけてあげる努力が必要です。

どう行動したらいいかがわからないとき

子どもが、周囲の状況に合わない行動をしてしまったり、いわれたとおりにできないと、親が悪い、しつけが悪いといわれがちです。しかし子どもは、初めての場所でどう振る舞えばいいのか、わからないのが普通です。

特に、アスペルガー症候群の子どもたちは、行動の仕方がわからないことが多いので、わかりやすい具体的な言葉で、「どの程度」「どのぐらいに」「どのぐらいの時間」「どうするのか」を教えてあげてください。

また、「いやになったらどうするか」「我慢できなくなったら何というか」「どのように伝えたらいいか」「どこでストレスを発散すればいいか」ということも、具体的に考えてあげる必要があります。

大人であれば、あらかじめ練習しておくか、その場で聞くようにしましょう。

そして、周囲の人が、その場にどう対応したらいいのか、年齢によってどのように振る舞えばいいのか、というイメージを持ちましょう。そして、わかりやすい言葉や絵で、アスペルガー症候群の子どもでもわかるように教えてあげるといいでしょう。絵に描いて見せるときは、場所の区分をわかりやすく表示するなどの工夫が有効です。

私たちも、どこか違う国にいって行動するとき、不作法《ぶさほう》で非難されるべき行動や服装をしているかもしれません。アスペルガー症候群はそれと同じなのです。

コロンビア大学の教授である神経学者オリバー・サックスは、アスペルガー症候群の人を「火星からきた人類学者」と表現しています。それは、その星に溶け込みたいと思っている異星人《いせいじん》のようなイメージなのだと思います。

私も、アメリカでしばらく生活をして日本に帰ったときは、社会常識のギャップに一時的に苦しみ、多くの人からブーイングを浴びたこともありました。

みんな同じ考えを持って、同じような行動をしているのが当然だ、と思っている私たち日本人のほうが、世界の中では特殊な存在である、ということに、私たちが気づかなくてはいけませんね。

こだわりって何だろう？

アスペルガー症候群の人は、自分なりのこだわりを持っています。

もちろん、人間はだれでも、こうでなくてはいけない、というこだわりを持っているものです。しかし、アスペルガー症候群のこだわりは、ほかの人がどうでもいいと思うことでも、「こうするもんだ」と執着《しゅうちゃく》したり、役に立たないようなものを大事にしたりするのです。

それはすべて、想像力がないために起こっています。

アスペルガー症候群の人は、ものの役に立たないことやものに執着します。世間でどうでもいいと考えることが、かくあらねばならないと思ってしまうこともある。それは、だれかにいわれたり、何かを読んだりしたことからそう思ってしまうことも少なくはありません。

ものには、それぞれ用途があります。通常、その用途に合わせてものを買ったり使ったりします。置いてあると、とても効率的な物事だと思えるものもあります。アスペルガー症候群の子どもは、そうした用途や使い方などが想像できません。

ですから、必要なものは「なぜ必要なのか」、やらなければならないことは「どうしてやらなければいけないのか」、言葉できちんと説明してあげることが大切です。

また、見たくないこと、考えたくないことがあると、ある事柄に執着《しゅうちゃく》してこだわってしまい、そのことしか考えていないような素振りをすることがあります。そういうときは、その奥に秘められている気持ちを聞いてみるといいでしょう。

そのほか、家庭内で家族関係がうまくいっていないときに、子どもが「こだわり」に走ってしまうこともよくあります。

チック症状とトゥーレット症候群

こだわりは、強迫症状ともいわれますが、往々にして「チック」という身体を不随《ふずい》意《い》に動かすのと一緒に出現することがあります。もっと重度であれば、いってはいけないような悪い言葉である「汚言」とともに出現する「トゥーレット症候群」を認めることもあります。それは、アスペルガー症候群には、よく認められる精神科的合併症（併存障害）です。

チック症状やトゥーレット症候群が出現しているということは、その環境の中に何かストレスとなる因子があるということです。しかし、本人に聞いても答えは出てこないでしょう。いろいろ探してみる努力はもちろんしなければいけませんが、ゆっくり見守ってあげること、指摘しないことが大事です。原因が不明でどんどん悪化して一年以上続く場合や強いこだわりの考えや行動である強迫症状を持つ場合は重症です。医療機関に相談しましょう。

自分に合った学習方法を見つける

私たちはそれぞれ、学習方法が違います。物事を読んで覚える人もいれば、書いて覚える人、聞いて覚える人などさまざまです。

自分の学習方法を知ることは、己の長所を伸ばし、弱点を補う上で大事なことです。また、どういう方法、または方法の組み合わせがいいかを知ることは、社会生活を上手におくる上で重要です。自分の状況に応じた学び方がわかると、自分の基礎的才能を最高に引き出せるようになります。

アスペルガー症候群の人は、視覚学習者です。しかし、三次元（立体）はわかりません。二次元の思考形態だと考えてください。

鉄道の線路を思い浮かべてください。地下鉄ではありません。特に、立体的になっている地下鉄の、何層もの路線図は彼らの思考形態と異なっています。アスペルガー症候群の人は、決まった、あるいは決めた路線を進み、乗換駅で乗り換える。そうやって、ある場所にいく方法は基本的には1つです。

学習方法の得意なパターンは、視覚学習です。アスペルガー症候群の人は、そこだけ読んで自分のことだと思ってください。ほかの人は、それ以外のパターンの人が多いと思ってください。

1●視覚学習者

何か図を描こうとしているとき、写真や図面をジーッと見つめていますか？

説明してもらうより見たほうがいいですか？

話すより書いたほうが、名前を覚えやすいですか？

これらの質問に、「はい」と答えた人は、視覚学習者です。

このタイプは、図やグラフが得意で、ほかのタイプの学習者よりテキストの図を覚えるのが上手です。このタイプの学習者は、課題を見たとおりに描くか、鮮明な印象が持続するように、なるほどという方法で描くことができます。

さまざまな色別分類や、また、図表、グラフなどの図面に向いていて、目を閉じて情報を視覚化でき、もっとも重要な部分だけを際だたせて描くことができます。

学習によって、いろいろな情報の色別分類が習得でき、新しい言葉に1つの色、例えば黄色を用いると、その色が強調されたとき、並びなのか上なのかが定義できます。もっとも重要な情報として思い出すようにするためには、一緒になっているものは項目ごとに一つひとつの色を持つようにします。

視覚学習者の目は、題材を早く効率よく調べる上で、効果のある視覚的役割を持っています。その目は、関連する題材を自動的に引き出します。

視覚学習者にとって、頭の中、あるいは紙面に絵として描くことが、学習作業を完成させることになります。

※向いている進路は、芸術家、建築家、パイロット、技術者、写真家、コンピュータープログラマーなどです。アスペルガー症候群で知的に高く成功している人は、このタイプが多いようです。

2●聴覚学習者

聴覚学習者は聞くことを通して学びます。

この学習者はよく話し合い、他人の話すことに耳を傾けます。

書かれた情報が、耳で素早く聞き取れます。ですから、ものを声に出して読んだり、デジタルボイスレコーダーを活用したりすることで利益を得ます。

聴覚学習者は、ある意味でほかのタイプの学習者より有利だといえます。学校で広まる情報の多くは、話すことによってだからです。だいたい、学校の授業や講義は、書き留めなければなりませんが、聴覚学習者は、テープに録音したものを聞いたり、それを声に出して記憶したりすることができるのです。

運転中、雑用中、授業までの歩行中にでも、聞きながら学習することができます。また、聴覚学習者は仲間で勉強することも助けとなります。

もう1つの使い道は、音楽をも情報とすること。よく知っている歌をすべて録音し、言葉の代わりに音情報の学習にしてしまうのです。大したことではないと思うかもしれませんが、大変効果的です。

※向いている進路は、教師、音楽家、ディスクジョッキー、歌手、作曲家、レコーディング技術者などです。

3●触覚／体験学習者

触覚／体験学習者は、実体験で学習するのを好みます。ものを書き記したり、キーボードを用いたり、暗記したり暗唱したりするやり方です。このタイプの人は、触ったり、動かしたり、やってみたりすることで最善の学習ができます。

触覚／体験学習者は「手を置く」人々の仲間です。その人たちは、何ごとも経験で、タイピング、筆記など、手に関係するすべてのものとの実物接触を通して学習します。あなたがこのタイプなら、科学、歴史、言語などの学習に自ら挑戦できます。この学習で情報を記述したり、転記したり、心の中に浮かぶものを実際の動きに変換する場合の制約を簡単に克服できます。

情報を声に出しながら歩きまわったり、自転車に乗って学習したりすると、しっかりと記憶できます。行動と学習を1つの経験に融合させ、特別な学習法をつくり出すことができるのです。

※向いている進路は、アスリート、自然科学の教師、消防士、外科医、ダンサー、俳優などです。

4 言語思考者

いろいろなことをするときに、どうすればいちばんいい方法がとれるかを、言語で考えながらする人であれば、言語思考タイプです。

頭の中で、いつもいろいろな考えが渦巻いていて、目の前に注意することを忘れてしまったり、気がつかなかったりすることがあります。

しかし、いつもいろいろな考えが頭の中にあるので、思いつくことも突飛だったり、すばらしく飛躍したりすることがあります。

その代わり、どんな場面でもへこたれたり投げ出したりせずに、自分の体のことを考えないでがんばり過ぎてしまうこともよくあります。

こういう人は物事を、言葉を媒介《ばいかい》にして記憶していますから、ある事柄から引きずられるように物事が出てきます。ですから、話が長い、しつこいなどといわれることもあります。

※向いている進路は、内科医、精神科医、ノンフィクションライター、歴史家などです。ＡＤＨＤで知的に高く成功している人は、このタイプが多いようです。

読み書きがうまくできるようにするために

読むこと書くことは、脳のさまざまな部分での、とても複雑な総合作業です。日本語の文章は、最後まで聞かないと肯定か否定かがわかりません。しかも、日本語は往々にして、主語や目的語を省きますから、英語と比べて余計に複雑です。

まず、書いてあるものが、一定の間隔で書かれていること、あるまとまりで切れ目のあることなどで、文字や単語として認識します。そして、書かれている文字列と脳内に貯蔵してある辞書の中の言葉で、一致しているものを探し出し、その意味を頭の中に一時的に保存します。さらに、助詞の使い方で、単語が主語か目的語かなどの区別をします。

これらの一連の作業は、目で見ることから始まります。10歳以下なら、声に出して読んでしまう子どももいます。うまく読めない場合は、近見距離と本との距離が違っている、目の動きがスムーズでない、などが原因のこともあります。脳内では後頭葉《こうとうよう》から左側頭葉《ひだりそくとうよう》、海馬《かいば》などが重要な働きをし、書くことには角回《かくかい》がもっとも関連します。

ここまでの説明だけでも、いかに大変なことを子どもたちが日々こなしているかおわかりいただけますか？

そして、これらのプロセスのどこかがうまくいっていないために、読み書きにつまずいている子どもたちがいるのです。まず、そんな子どもたちがどれほど苦労しているか、親御さんは理解してあげてください。

日本語は、発音とかな文字が一致しているので、ひらがな・カタカナに関しては、英語のスペルほどは複雑ではありません。漢字は表意文字であり、意味と形が結びつくという点でも英語とは異なります。

ここで、アスペルガー症候群の子どもの、漢字の覚え方について説明しましょう。漢字が書けない子の原因はさまざまです。例えば、漢字を記号として覚えるタイプの子どもや、書き順が毎回違ったりする子どもたちがいます。

まず、読み方や書き順を声に出しながら、筆などで大きく動かしながら書くと、視覚、聴覚、体性感覚を利用して覚えていくので、かなり覚えやすくなります。

字の意味や成り立ちも教えてあげましょう。

画数が多くなると覚えきれなくなる子もいます。そういうときは、漢字を分解して書き順は無視し、パズルのように組み合わせて覚えさせる方法を試してみてください。漢字が偏《へん》と旁《つくり》や、棒、点、はらいなどの〝部品〟を組み合わせてできていることに気づかせるのです。

読み書きが苦手でも、記憶力だけで小学校は乗り切れます。ただし、中学に入って、英語のスペルを覚えられないことから、読みの困難があることに気づかれるケースがあります。英語のスペルを覚えるときには、ローマ字読みをもとにしてスペルを覚える方法もあります。ただしこの覚え方だと、発音がひどいものになってしまいます。

その場合には、まずスペルをキチンと覚えてしまってから、ネイティブの英語をたくさん聞いて発音の勉強をするという、二段階のステップが必要になります。

大人になったら、自分の興味のある、こだわりのある本をできるだけ読んだり、DVDを観せたりしましょう。好きこそ物を上手にできるようになる源です。その中で、ものだけでなく、かかわりのある人たちのことも勉強していきましょう。インターネットもいいのですが、まとまって1つの流れで読める本にも挑戦してみましょう。そして、仲間を見つけて教え合うといいですね。メールや手紙のやり取りも、とても役に立ちます。

言葉の力をつけるために

どの親御さんも、お子さんが言葉を発し、話すようになっていく過程に、一喜一憂されてきたことでしょう。お子さんが、なかなか言葉が出なくて心配された親御さんや、しゃべるけれど、何か違和感を覚えた親御さんもいらっしゃるかもしれません。

言葉の苦手にもいろいろあります。ここでは、アスペルガー症候群の子どもの、あるいは成人にも有効な、言葉の力をつけるためのポイントをいくつか考えていきましょう。

言葉でいわれたほうが覚えやすい子と、図で書いてもらったほうが覚えやすい子がいます。

言葉でいわれたほうが覚えやすい子どもには、まず、言葉のパターンを覚えさせてみてください。聞いたとき、しゃべったときに、「何か変だぞ?」と思えるように、一定のパターンをつくるのです。

次に、最後まで聞かせて、文意が聞きとれているか確認し、同じことをいわせてみてください。どのくらいの長さまで覚えられるかわかります。これを確認すると、話をするときの1つのセンテンスの長さが決まります。

図を見たほうが覚えやすい子どもには、単語を1つのかたまりとして、視覚的なイメージと結びつけるように覚えさせます。このような子どもの場合には、長文は覚えられませんから、図を書いて覚えさせます。言葉はできるだけ少なくして、あとでどれくらいわかったか図を書かせ、言葉を併用して説明させてみます。

同年代の子どもの出てくるドラマを見せることも、言葉を覚えることには役に立ちます。コミュニケーションにおいて言葉を用いることは、お互いに言葉の使い方と内容が同じでなければ、誤解を生じます。使っている言葉の具体的なイメージを、絵や例を使ったり、辞書で確認しながら学習させましょう。

話し方のイントネーションも大事です。少し大げさなくらいのいい方でいってあげて、覚えさせるようにしてください。怒っている言葉、やさしく諭している言葉、からかっている言葉など、状況で話し方は変わってきます。

難しい言葉を知っていることは、必ずしもいいことではありません。例えば、難しい熟語や四字熟語はとても堅い印象を与えます。アスペルガー症候群の子どもは、そうした難しい言葉を使うことが多いので、周囲の人に違和感を与えます。孤立しないためには、難しい言葉をやさしい言葉に置き換えて使えるよう、一つひとつ教えてあげることが大切です。これも、根気強くやっていきましょう。

このことは、職場でまわりの人も気をつけなければなりません。

わかっているように見えて、まったくわかっていないこともあります。図に描く、メモに書いて渡しておく、どうするかもう一度本人にいってもらう、といったことをすれば、間違いを防ぐことができます。

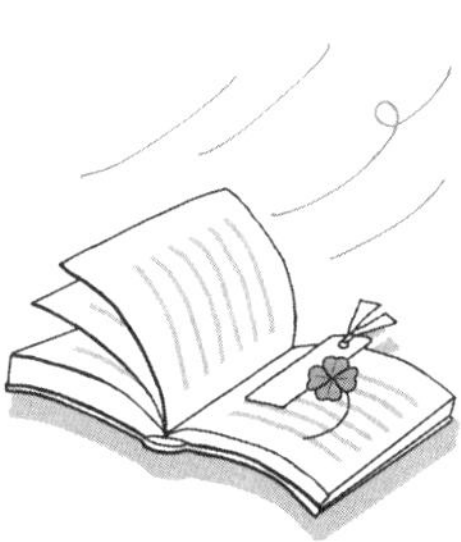

こわれやすい心を救ってあげるのは周囲の人の言葉

アスペルガー症候群の人は、大変まじめです。ちょっとした言葉、ちょっとした態度で傷ついてしまい、いわゆるトラウマとして存在してしまうことがよくあります。

周囲に目が向いて、ある程度の状況が推測できるようになる10歳ごろから、そうしたトラウマが現れてきます。

まわりの人が、自分のことをよく思っていないのではないかと思ってしまうと、「みんなが変な目で見ている」「僕の（私の）悪口をいっている」といった、幻覚《げんかく》や妄想《もうそう》に間違われるような思い込みやこだわりが生じてしまうこともあるのです。

また、友だちやまわりの人から、

「おまえなんか消えてなくなれ」

「目の前から失せろ」

「二度と現れるな」

などの言葉をいわれると、文字どおりにとってしまい、自殺しなければと思うような深刻なトラウマになってしまいます。「死ね」「学校に二度とくるな」という意味にとれ、不登校や引きこもりになってしまう子どももいます。いった側はすぐ忘れてしまうことが多いものですが、いわれたアスペルガー症候群の子どもは、ずっとその言葉を覚えています。

このようなトラウマは、認知行動療法的に処理することがもっとも効果的。理屈をつけて、取り去ってしまうことです。

例えば、遠くにいる女の子たちが「ダサい」といっている声が聞こえてきました。自分はダメな人間だと思っている子が、「どっちを見ていっていた?」と聞いてきたら、

「そういえば、向こうにあるマネキンを見ていたよ」

「じゃ、そのマネキンのことをいっていたんだね」

「そうだよ」

という感じです。もっとも悪いのは、「そんな些細《ささい》なことを気にしなくても……」と本人にいうことです。アスペルガー症候群の人は、些細なこととは思えないので深刻に悩んでいるのです。

ちょっとしたコツをつかめば、深刻な悩みから救われる子どもたちがたくさんいます。周囲の人や家族が、傷ついた心を救ってあげてください。

中学校では気の合う仲間づくりを

どの人とも同じように、相手に合わせてつき合っていくこと。それは、アスペルガー症候群にはもっとも苦手です。

まず、まわりの友だち、全員と仲良くしよう、という気持ちを捨ててください。友だちなんて1人や2人でもいいのです。

自分の趣味を理解してくれて、興味を持って一緒に見て、同じ思いを持ってくれる人。一緒に同じ感情を味わってくれる人を探しましょう。

案外、「変わってる」といわれる人がいいのかもしれません。例えば、オタク系のクラブにはいることが有効な人もいます。特定のものについてしか話をしない、そのことに関して、たくさん知識を持っていることがステイタスになる世界です。鉄ちゃん（鉄道関係）、パソコンクラブ、特定のキャラクター愛好会などもいいでしょう。たくさんのこだわりが「美」である世界がたくさんあります。

中学生ぐらいになると、陰惨《いんさん》な本当に信じられないようないじめがあります。ものを隠す、足をかけて転ばすのを楽しむ、人前で洋服を脱がす、などなど、例に挙げるのもはばかれることがあるのです。

体に危害を加える以外に、その人の尊厳を傷つけてしまうような、言葉によるものもあります。いたずらとして、笑って済まされるようなものもありますが、以前は先輩や教師が、それなりに裁いてきました。しかし、今の教育現場は、さまざまな声と社会的なしがらみから、適切に対応ができているとはいえません。

ガキ大将や先輩たちにもまれてこなかった最近の子どもたちにとって、とてもつらいことが多すぎます。まして、文字どおり、あるがままにしか受け取ることのできないアスペルガー症候群の子どもたちにとっては、すべての出来事がいじめと感じられ、だれにも打ち明けることができません。親にいえば、自分がだらしないからだ、と怒られたり、親がモンスターペアレントとして学校に怒鳴り込んだりと、さまざまな状況が生じます。

何だか元気がない、学校にいきたがらない、などの場合には、まず、いじめあるいは本人がいじめと取れるようなことがなかったのかどうかを、よく調べてみましょう。

高校では自分なりのストレス解消法を探す

高校生ぐらいになると、自分と気の合う子どもとつるんで、何もかも一緒に行なうようになる時期です。

自然と、クラスの中にはいくつかのグループができていきます。このようなグループに適切に属することができないことが、アスペルガー症候群の子どもたちにとって大きな悩みになります。

対人関係の障害による場合もありますが、この時期に、反社会的な発言をして集団から嫌われることがあります。社会への反抗としていったことが、同年代には「ウザい」と思われるわけです。しかし、社会の矛盾を許せない、まじめなアスペルガー症候群の子どもたちは、学校や近所の仲間には入れてもらえないのです。

そういった人間関係のストレスは、どうやって解消すればいいのでしょうか。

ストレスを解消するということは、いつまでストレスが続くのか、どういう理由で解消されるのか、などが適切にわからないとできません。周囲の人がアスペルガー症候群の子どものストレスに気づき、どうしたら解消できるか、いつまで続くのか、などを具体的に話してあげる必要があります。

また、自分が楽になれるイメージを持つことも重要です。アスペルガー症候群の子どもに、目をつぶって、ある風景を思い出させてください。アニメの中でも、映画の中でもかまいません。決まった場所を「楽になれるところ」と決めてもいいと思います。

がんばったとき、うれしいとき、いやなことがあったとき、悲しいときなどに、その場所に空想の世界として引きこもって、ストレスを解消するのです。

ただし、現実から離れるときは、時間を具体的に決めて「10分間、1人で考えてごらん」とか「15分は好きなことを考えていていいよ」などといってあげるのがいいでしょう。

自主学習は得意科目から始める

アスペルガー症候群の子どもは、「勉強をしろ」といわれても、「何を」「どういう順番で」「どうやって」行なえばいいのかがわかりません。

状況を適切に判断できる子どもであれば、適当な本を出してきて勉強をします。多くの子どもは、好きな科目から始めます。

アスペルガー症候群の子どもは、決まった枠でやるように、決まり事をつくりましょう。いちばんいいのは、その日の科目順に、問題集を使って勉強をすること。あるいは、曜日によって勉強する科目を決めておくなど、スケジュールを固めておくことが必要です。

アスペルガー症候群の子どもは、得意科目だけには自信があります。特に、理科や算数などが得意です。

国語は苦手な場合が多いようです。あいまいな表現がわかりにくかったり、文章の中の主人公になったりすることができないからです。文章中の「僕」や「君」などの代名詞の理解が困難なため、国語が不得意になってしまうのです。

国語の文章を、文節ごとに切っていって、構造として目で見える形にすると、文章の内容がわかるようになります。考える問題の場合には、具体的なもの、ある思考のルートで考えを進めることができることとして、問題を理解することが学習効果を上げる近道です。

まずは、得意科目から始めることです。自信をつけさせ、不得意科目にも目を向けさせるようにしましょう。

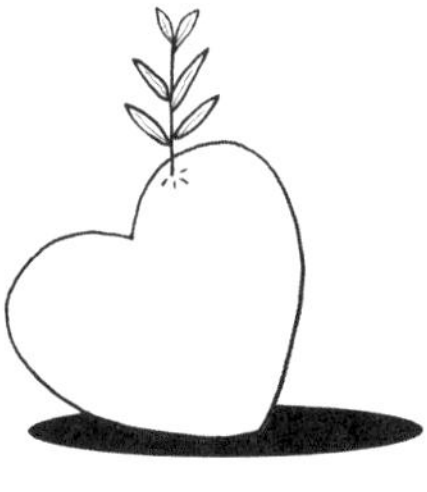

思春期の問題は家族が協力して対処する

思春期とは、13歳から17歳のいわゆる思春期と、18歳から22歳の青年期にわけて考えることが一般的です。思春期とは、親と決別し、社会の荒波の中に船出をしていく時期ということができます。この時期は、身体的には体型も変わり、性ホルモンに規定される変化が訪れ、結果として心も変わっていきます。このように体も心にも劇的な思春期は、だれにとっても嵐の時期なのです。

思春期の特徴を説明します。

1▼性的機能の成熟（第二次性徴《せいちょう》の発現）として自律神経系《じりつしんけい》で、内分泌機能《ないぶんぴつきのう》の急激な発達にともなう心身の不安定さ、情緒の不安定さ、異性に関する関心の目覚めがあります。このような変化は、多かれ少なかれアスペルガー症候群についても現れてきますし、自律神経系と内分泌系の急激な発達にともなう不安定さはより顕著です。

2▼自意識の発達（内省的《ないせいてき》、内密化《ないみつか》、秘密保持《ひみつほじ》）から、心理的な緊張の同様、過剰なはにかみと自己顕示欲《けんじよく》などが混じり、自分を意識して他者の目や評価を気にするようになります。アスペルガー症候群は自分を意識するというより、むしろ周囲に関心を払うようになり、心理的な緊張感が他者の目や評価を気にするところに向かいます。

3▼社会的には、心理的離乳《りにゅう》の時期であり、両親や家族との結びつきが弱くなり、第二次反抗期といわれるように自主的な傾向が強まり、学校を初めとする仲間との結びつきが次第に深くなっていきます。アスペルガー症候群も、心理的離乳の時期ですが、両親や家族との結びつきは過去の相互関係（母が自分を置き去りにした、自分のことを理解してくれなかったなど）に発したトラウマ的な出来事が、家族からの精神的独立を妨げ、家族から、年齢相当の精神的状態を求められることもあり、おまけに友だちとの関係が深まることは望めないというジレンマがあるため、精神的安定性がますます損なわれることになります。

青年期での特徴は次のとおりです。

1▼永続的な友人関係の確立として、仲間集団への準拠《じゅんきょ》、親密な親友関係を確立します。アスペルガー症候群は、永続的な友人関係の確立は困難です。親密な友人関係を構築することも難しいのですが、ものを媒介にすれば、いわゆる「鉄ちゃん」などのような趣味的な仲間集団への帰属については、可能性はあります。そこに、安心できるよりどころとしての役割を担ってもらうこともできますし、そこから友情が生まれるかもしれません。

2▼自分は、一定の存在であり、普遍的《ふへんてき》に過去から連綿と続いているという感覚と、周囲の人あるいは自分の属している社会から得られた自己肯定感（自我同一性）を確立するための、内面的・実存的な問いかけと、社会的役割の明白化という、自我意識の形成が課題になります。そして、モラトリアム（心理・社会的猶予期間）があり、さまざまな試行錯誤《しこうさくご》を行ない、危機を乗り越えて前述の自我同一性を獲得します。

アスペルガー症候群の人にとって、この時期までに自己は一定の存在であり、過去から連綿と続いている存在であるという思いを持つことは、まず無理です。さまざまなトラウマ的な出来事を、自分は2人いるという多重人格的手法で乗り越えてきたアスペルガー症候群の青年にとって、自我同一性を獲得することは大変難しいことです。

このように、さまざまな課題を乗り越えなければならない思春期において、アスペルガー症候群の子どもたちは、周囲にあわせた中庸《ちゅうよう》の考えができませんから、極端で観念的《かんねんてき》な考えに走りがちであり、自己中心的で独善的《どくぜんてき》な言動も多くなります。この時期によく現れる挫折《ざせつ》に直面したときの破局的態度《はきょくてきたいど》と絶望感《ぜつぼうかん》が増強し、ときには自閉傾向の増強などが現れてきます。

そのような状態は、対人恐怖もありますし、ときには被害的《ひがいてき》・妄想的状態《もうそうてきじょうたい》ともなり得ます。過去の発達歴やその子どもの置かれている状況などを考えて、アスペルガー症候群と診断されればいいのですが、思春期妄想症《ししゅんきもうそうしょう》として診断され、統合失調症と誤解されてしまう「精神病様状態」にまで陥ることも珍しいことではありません。

相手の気持ちを推測することができないアスペルガー症候群は、混乱状態を起こし、自分の殻、あるいは世界に引きこもってしまったり、周囲に対する怒りなどに置き換えてしまったりすることがあります。このような状態から、幻覚・妄想的状態として認められることすらも珍しいことではありません。このような状況下に現れてくる状態としては、次の5型が知られています。

社会的接触がもっとも欠けた状態である「孤立群《こりつぐん》」、自発的な接近はしないけれど他者からの接近は許す「受動群《じゅどうぐん》」、他者に自発的に接近するものの、相手の理解が不十分であるために相手の気持ちを考えることが乏しくなり、執拗《しつよう》で奇妙な接近をする

「説教・奇妙群《きみょうぐん》」、他者からの評価と関係ない自尊心の存在の結果、形式主義的で堅苦しい対人関係になってしまう「尊大群《そんだいぐん》」、周囲からのサポートが早期から行なわれ、失敗経験が少なく、こだわりも過剰でないために適切な社会的な対応がある程度可能である「交流群《こうりゅうぐん》」というような型に分けて考えることができます。

思春期に大きな問題が起こっていなければ、あるいは、的確な対処をして落ち着いてきたら、得意なところを活かせる場所、社会の中で受け入れてくれるところを探しましょう。知的に高ければ、大学、研究所、法曹界など。知的な問題があったり、公道上の問題が大きければ、ハローワークなどのジョブ・コーチなどを通じて、理解のある職場や地域の作業所などを紹介してもらうようにすればいいでしょう。

このころに、幸運にも自分のことを理解してくれる女性と出会うことがあります。そのような女性とつき合って、さまざまな社会的なアドバイスを受けていくことができれば、驚くほどの社会性を身につけることができることもあります。結婚してから、ずっと幸せかどうかは必ずしも保証されませんが。それからあとについては、家庭の発達について書いた第5章を参照してください。

アスペルガー症候群が自立を考えたとき

アスペルガー症候群の子どもたちが、思春期に直面する問題は、自分勝手で残酷なティーンエイジャーの仲間たちと交わらなければいけないこと。そして、人と異なる興味や目的を持っていること。性ホルモンの変動にともなう身体的変化によって起こる、嵐のように変動する感情との折り合い。また、周囲に気づくことによって自分がほかの人と違うことを意識すること、ますます強迫的《きょうはくてき》な感情が強くなることなどです。

この危機的な時期は、不幸にして幻覚《げんかく》、妄想《もうそう》、強迫性障害などによって特徴づけられる、一過性の精神病様の状態に発展してしまう人もいます。しかし、適切に対処していけば、その直面した多くの問題は終わりを告げ、学校を卒業して日常生活の決まりや人間関係や職業に対し、過去の経験を生かしながらかなり自分をコントロールすることができるようになります。

大人になれば、感情の変動が激しい、自分勝手なティーンエイジャーたちとつき合う必要もなくなります。安定した毎日が続く人生となり、日常生活が過ごしやすくなるので、思春期を大事にし、家族が根気強くつき合ってあげてください。

この時期には、親から距離を取ることも覚えてきます、自宅の居室も距離も閉鎖性も強くなり得るかもしれません。青年期の年齢（18～22歳）になると独立し、一人暮らしをする人も多くなります。アスペルガー症候群の人の場合、親の家の近所であり、精神的あるいは、具体的なサポート確保ができている一人暮らしの場合には、成功する確率が高いといわれています。

他人と同居して居住費を浮かす若者もいますが、アスペルガー症候群の人の性格を考えると、同居人を持っても同居人のほうが耐えられないかもしれません。さまざまなことが起こってくる毎日の1日の終わりの時間には、1人きりで過ごすことが必要なときもあります。

アスペルガー症候群は犯罪行為に陥りやすいかどうか

アスペルガー症候群の人の犯罪行為が多い、という統計はありません。

一般的に文献の中には、犯罪を起こした人の報告がいくつかあります。しかし、実際に暴力的な事件が起きた事例はごくまれです。

ただし、犯罪を起こした理由と方法が、ほかの人と違っているために、マスコミから猟奇的《りょうきてき》な扱いをされることになり、とても目立ってしまう場合があるのは否めません。

立件された犯行の動機には、特異な興味、感覚の過敏さ、あるいは規則に忠実に従おうとしたため、などがあります。例えば、宝くじの番号選びにこだわって、宝くじ売り場をうろうろして、中をのぞき込んだりたくさんの申込書を書いたりしていたあげく、盗みに入ってしまい、すぐに捕まってしまった人がいました。

また、特別な興味としては、武器を使ってみたかったために一般の人を傷つけてしまった、人が毒物でどのようになるのかを知りたいために毒物を使ってしまった、火に対する異様な興味から放火を続けた、などがありました。

さらに、感覚の過敏さが原因になった犯罪もあります。犬の遠吠え、子どもの泣き声、ソプラノの歌声などに過敏で、それらにいらだって強制的にやめさせようと、犬を殺したり、ソプラノ歌手に襲いかかったり、赤ん坊を殴ったり、などの暴力的行為に走った例もあったのです。

強い倫理観《りんりかん》が、人の服装や行動を「不道徳」だと責め立てて、立ち向かい、逆に犯罪行為として訴えられたこともあります。最近になり、裁判所や厚生施設では彼らの特質を理解し始め、それに見合った対応をしてきています。

しかし、これらのアスペルガー症候群の人たちが犯罪に関係するような可能性は、一般の犯罪発生率よりも低いということがわかっています。

むしろ、加害者よりも、危険なことであることがかもし出す雰囲気がわからずに、特質的なもろさのために犯罪の被害者になりやすいことが問題として、もっと深刻なのです。

家庭はゆったりと落ち着ける場所に

家庭は、ふるさとのように、心の落ち着ける場所でなければなりません。外で一生懸命がんばって勉強したり仕事をしたりしてから帰ってくる家は、落ち着いてみんなで助け合う場所。1人より2人、2人より3人が楽になる暮らし、それが理想ではないでしょうか。

特に、夫婦の関係においては、結婚したから大変になるのではなくて、むしろ楽になり心と体が休まることのできる家庭、子どもが生まれて子どもにいやされる家庭が理想だと思います。

しかし、実際は、そんな家族は少ないのかもしれません。むしろそううまくはいかないことが多いものです。

子どもが、多動であったり、自分中心で周囲のことをまったく考えられないとしたら、親はどう思うでしょう。また、父親が忙しすぎたり、出世第一主義だったり、アルコール依存症であったりしたら……。

母親が、さまざまなストレスから、うつ状態になったり飲酒で十分に動けなくなることもあると思います。

家族の一員になんらかの病気や障害があると、家庭の中は、暗くつらい場所や戦場になっていくことも少なくありません。

しかし、家の外では、みんな我慢をし、がんばっています。いやなこともたくさんあり、失敗もあるでしょう。そんな毎日を過ごしているのですから、家でも自分を押さえて家庭でも我慢するとなれば、とてもつらいものです。

その思いを家族みんなが共有すること、家族であっても人と人。どうつき合っていくかが大切です。

家族の中でできることは、外に出ていった人の失敗を増やさないようにしてあげること。失敗をたくさんしてきて、もう失敗はしたくないというアスペルガー症候群の人たちにとって、失敗をしない方法を探してあげるのです。

そのためにはみんなが、家庭の中の過ごし方を考えてあげる必要があると思います。家庭は心を許せる家族に囲まれた、ゆったり落ち着ける場所であり、外に出て行くための準備ができる場所であってほしいのです。

第5章

家族関係から見たアスペルガー症候群

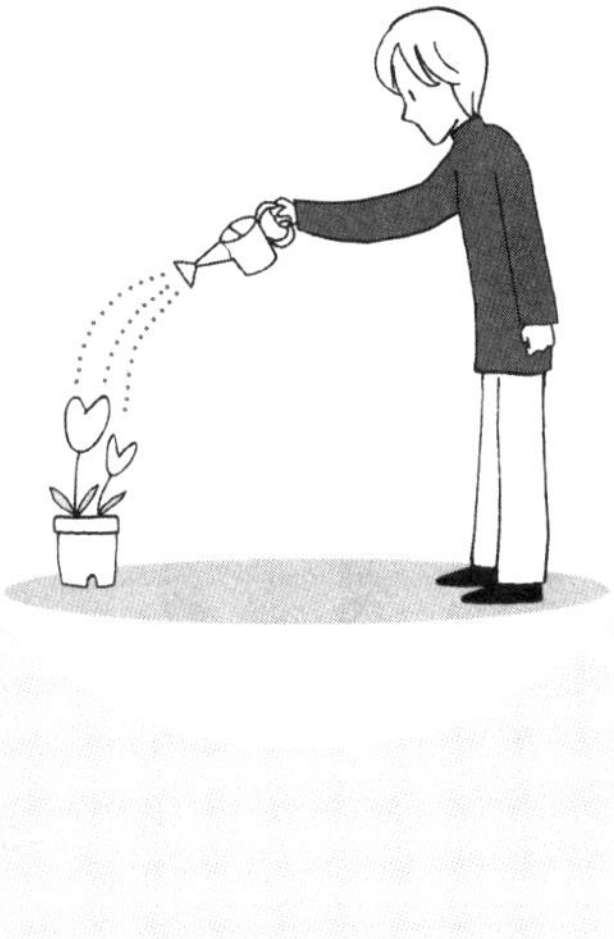

家族関係をうまく続けるコツ

アスペルガー症候群の子どもたちは、嵐のような思春期をようやくくぐり抜けて、成人期を迎えることになります。

成人期には、人間の心身が成熟に達し、生涯でもっとも安定した状態になるときです。また、社会的にも充実し、活動の盛んな時期でもあります。

成人期は、大きく3つに分けて考えられます。

前期は、23歳から30歳ごろの社会人としての巣立ちの時期。それは、就職して社会活動を始める時期といえます。中期は、31歳から50歳の時期で結婚、そして子どもが生まれ、家庭を形成する時期です。後期（初老期）は、51歳以降で社会的に働き盛りの円熟期であるといえます。

恋愛の末、結婚をすると、家族として社会の中で独立した存在となっていきます。そんな家族の成り立ちから、家族は発達しながら変わっていきます。

アスペルガー症候群の夫とうまくいく妻は、同じ趣味と考え方を持っている人です。

例えば、秋葉原系の人同士など。または、世話好き型で、他人の世話をすることが喜びである女性が、うまくいく相手だといわれています。うまい組み合わせ同士が結びつくかどうかは、神のみぞ知るですが、好きになった人とうまくやれるような努力は、だれにでも必要です。

家族関係をうまく続けていくためのコツは、家族としての一貫した流れを、常に意識すること。相手のしていることを自分も経験してみること。一緒にいることが1人でいるより楽だ、と思える家庭を築くことだと思います。

具体的には、とにかくイベントをつくること。写真やビデオを撮って、思い出を記録に残すことを心がけましょう。

この章では、アスペルガー症候群の人の家族関係を、家族の歴史の立場から考えてみます。まず、一般的な観点から、「大人になる」ということはどういうことか考えてみましょう。

出会い→婚約→結婚（家族を形成する時期）

アスペルガー症候群の人も恋をし、異性と交際をします。そして、家族として生きていこうと思ったとき、お互いの両親への報告が行なわれます。

交際が順調に進むと、結納、結婚式が行なわれます。今まで自分が育ってきた社会と、これから生きていくと決めた社会への紹介、という意味での披露宴も行ないます。そんな手順を踏みながら、二人だけの新婚時代が始まるわけです。

こうした手順は、何か古くさいことのようですが、個人が1家族になるということは、とても重要なことです。特に、アスペルガー症候群は独善的な考え方をしがちです。何事も自分1人で勝手に決められていた独身時代が、自分には合っていたわけです。しかし、それまでの生活とは違った形態が生まれるわけですから、そのことをみんなにわかってもらうためにも、失敗することの、何かのブレーキになるためにも、結婚は大切な手続きなのです。まじめな人たちですから、周囲がすすめればきちんとした披露を行なうでしょう。

そして、新婚時代が始まりますが、結婚とは異文化体験です。お互いの気持ちが「夫婦」重視であるのか「家」重視であるかによって、その関係性が変わっていきます。

アスペルガー症候群の夫は、思春期、青年期、成人期に至る課題の中で、親からの離乳が確立していないことが多いために、重視するのが「家」であることが多く、後々問題が生じてくる素地があります。

また、役割分担の咀嚼《そしゃく》がきちんと行なわれているかどうかということも重要な問題点となり得ます。特に、妻も仕事を続けていることが多い現代においては、夫は仕事、妻は家事、といった硬直した考えは通用しません。相手の状況、気持ちによりお互いの役割を柔軟に変えていくことが必要になります。

このようなことは、アスペルガー症候群の夫はもっとも苦手です。きちんと役割分担を決めてしまうことをおすすめします。

アスペルガー症候群の夫は、家事を仕事だと認識することが大事です。ゴミ出し、食事のあと片付け、洗濯ものの取り込み、風呂の用意などを担当することは、家庭という社会を、健全に維持するためには必要なことだと思います。家事を金銭的に換算することはもっとも難しいことなので、自分でやってみるしかないのです。

一緒に暮らしていると、脱錯覚（あばたはあばた）ということを認識してきますが、アスペルガー症候群の夫は奥さんの、容姿や服装、アクセサリーなどについて、ほめることをしません。また、アスペルガー症候群の夫は、母からの呪縛《じゅばく》から巣立っていないことが多いので、嫁姑緊張が起こってくることもありますし、こんな人だとは思わなかったということから、妻の「うつ状態」が現れることもあります。

奥さんから、眠れない、楽しくない、頭痛や腹痛などの訴えが増えたり、食欲がなくなり、料理が手抜き状態になったら要注意です。信頼できる先輩や上司、親戚などに相談してみることも大切です。

不幸にして離婚に至ることもありますが、離婚には、どうも交際期間も関係しているようです。一般には、6カ月以上3年未満が離婚が少ないといわれています。

短すぎて何もわからないまま勢いで結婚する。長すぎてもうほかにいないからしようがなく結婚する。どちらも、離婚への近道かもしれません。

就学前の子どもがいる家庭

2人だけの、ある意味でいうと「ままごと的」にもなりうるディンクス時期から、子どもの生まれる時期が訪れます。

自立して物事を行なうことのできない乳児、幼児のいるこの時期が、家族の歴史ではもっとも危機に陥りやすい時期だといわれています。

まず、子育ての役割分担という問題が起こってきます。そのときに、どちらかの両親に協力を仰ぐことを考えられるかどうかが、家族がうまく機能するかどうかと大きくかかわってきます。アスペルガー症候群の夫だけではなく、もちろん妻も子育ては初めてですから、不安というものがあるでしょう。

今の若い人たちは、子どものときに小さい子の世話をしたことのない人がほとんどでしょうから、まったくわからない手探り状態だというのが普通です。

子どもは、生きていますから育児書のとおりには動いてくれませんし、そこに書いていないこともいろいろ起こってきます。コンピューターが気まぐれであること以上に人間は難しいものなのです。

妻が、子どものことで困っていても、アスペルガー症候群の夫は創造性に問題がありますから、何かの助けになるようなことを思いつくことはまずないと思ってください。夫には、相談できる人に聞くことを手伝ってもらう、相談窓口をネットで調べて相談にいくことを手伝ってもらう、などをお願いしましょう。

また、この時期の夫は、仕事にも慣れ、部下もでき、第一線で全力を尽くして働かなければならない時期でもあります。「夫の出世対妻の犠牲」という命題が問われる時期でもあるわけです。アスペルガー症候群の夫は、その両方をうまく使い分けるなどできません。

ただ、この時期、子どもはさまざまな病気を含めて、身体的な問題を起こすもの。夫婦で協力体制をつくっておかないと、お互いがつらい状況になります。

このような忙しさの中では、夫婦間のコミュニケーション不足に陥りやすく、一緒にいる時間、相手がしている仕事の大変さを感じることができないので、相手の努力が見えてこないという結果になってしまうのです。

あまり忙しくなくて時間のあるときに、アスペルガー症候群の夫は、妻の仕事を実際に経験してみることをおすすめします。相手の仕事の大変さを自分が感じ、金銭的に換算してみることも、家庭生活を行なっていく上でとても大事なことです。

アスペルガー症候群の夫は、相手の大変さが理解できません。夫に理解してもらえないことから、自分の考えていた結婚とは違うという思い、まだ若い、やり直せるかもしれないという思いが募ってしまえば、妻の浮気が起こる可能性もあります。

妻が不満を自分の中だけで処理して、自分の内面に向かっていくと、妻が献立を考える意欲がなくなってしまう「献立うつ病」になります。これは、うつのサインとしてもっともわかりやすいものです。ときには、キッチン・ドリンカーになるかもしれませんし、子どもを1人で育てなければならない、という思いと子どもが思いどおりにならないこと、自分が子どもに操られているという気持ちから、児童虐待に向かってしまう悲惨《ひさん》な事実もあります。

もっとも危険なのは、父親の児童虐待です。子どもの気持ちになれない、子どもの年齢と発達レベルを的確に判断できないアスペルガー症候群の父親は、過大な要求をしてしまい、怒鳴る、叱るなど、過度に怖がらせたり、折檻《せっかん》をしたりすることが少なくありません。もちろん、同様の機序《きじょ》から、DV（ドメスティック・バイオレンス／家庭内暴力）も起こり得ます。

この時期は、どの夫婦でも大変な時期です。人はだれでも、いいことはすぐ終わってしまい、つらい時期はいつまでも続くと考えがちです。子どものことも含めて5年後を考えてみましょう。

子どもは学校に通うようになりますから、昼間は自分の時間ができるようになりますし、アスペルガー症候群の夫も5年ほどたつと、精神的に発達します。

相手の状況もある程度は考えられるようになってきますし、ワンパターンかもしれませんがコミュニケーションを持とうとしたりできるようになります。

ワンパターンのコミュニケーションでも、精一杯努力していると考え、相手を認めてあげてください。同じことばかりでつまらないなどと思ってしまうと、夫からのコミュニケーションはなくなってしまいます。

小学生の子どもがいる家庭

子どもが小学生になる時期は、一般的にはもっとも平穏に過ぎるステージだと考えられています。

子どもが学校にいっていますから、その間の時間を利用して妻が仕事を始めたり再開したりすることもできます。

妻にようやく自由時間ができた時期、といえますが、アスペルガー症候群の夫から見ると、「働いていない、稼いでいない妻」「家でごろごろと楽をしている妻」「どっかでパートでもしろよ」などと感じてしまう時期でもあります。

しかも、そう思ったことを、相手の気持ちも考えないでいってしまいます。家を守ってくれている、食事をつくって待っていてくれることを、金銭に換算することができないのです。こうして、妻に嫌われ、疎《うと》んじられて、

「定年になったら見てらっしゃい！」

という妻の気持ちが推測できないままに、濡れ落ち葉などといわれる退職後の運命

をたどる人も少なくありません。

この時期の家族の問題は、父親がアスペルガー症候群である場合には、子どもに対して社会的規範としての枠づくりを、4歳ぐらいまでにきちんとつくることができない点です。

アスペルガー症候群の夫は、自分のレベルで子どもに接することが多く、自分が思うままに生活してきたので、自分から子どもに合わせようとすることはしません。しかも、子どもに合った遊びもわかりません。遊んであげてね、と奥さんから頼まれて一緒に、パソコンショップめぐりをしたり、汽車を見にいったり、ときには、パチンコ屋さんにいくことが、遊びにいくと考えている人もいます。

そのような親に育てられ、他人に合わせて行動することを教わっていない子どもは、家庭生活の中で自分の思うように行動したまま成長し、就学します。そうした子どもたちは、社会的な規範や枠がきちんとつくられていないため、学校で王様になれないことから分離不安型不登校になることがあるわけです。

このような状況になると、もっとも安定した時期のはずなのに、家族機能不全となって家族機能の発達が停滞してしまいます。さらに、以前のステージに逆戻りの状態となり、結婚当初の問題点が現れてきます。

ですからこの時期は、子どもの問題を仲介にして、夫婦関係の改善を図ることがもっとも必要とされます。

ただし、気をつけなければならないことは、夫婦関係がうまくいっていなくて、まったく交流がないという状態に陥っているとき。そこに、子どもの問題が起こると、夫婦は「離婚」という道に進んでしまいます。それを子どもが察知すると、さらに好ましくない行動を取って家族機能を保とうとすることがあるのです。そのことに気づかないと、家族機能をいい方向に立て直すことはできません。

また、この時期の離婚は子どもにとって、もっともダメージが大きいということ。すなわち、子どもは、「僕のせいでお父さんとお母さんが別れたんだ」「僕が悪いんだ、僕さえいなければ」などという思いを持ってしまうのです。

どんなに大変でも、イヤであっても、この時期を乗り切ってみようと努力してみてください。5年後を見すえ、大切な子どものために、この時期に離婚をすることはおすすめしません。

思春期〜青年期の子どもがいる家庭

親と決別し、社会の荒波の中に船出をしていく年齢が思春期〜青年期です。体格も変わり、ホルモンに規定されて心も変わっていく、嵐の時期である子どものいる家庭を考えてください。

この時期は、「親離れ」「子離れ」、すなわち、世代間境界をいきつ戻りつするという、家族関係が揺れ動く時期でもあります。

親よりも同性の友だちが大切となり、第二次性徴が現れてくることもあります。友だちと共感し合い、自分の成長をうまく受け入れることができるのであれば、離れていこうとする子どもを、旅立たせてあげればいいのです。危険なことだけ諭しておけば、そのほかは信用して自立させることが望ましいでしょう。

しかし、子どもがアスペルガー症候群である場合には、第二次性徴が現れてきたときに共有することのできる同性の友だちがいないため、体の変化や性ホルモンの変化に心がついていくことができません。自分1人でインターネットや本を見ながら、解決しなければいけないということになります。そうすると、親との絆を断ち切ろうとしても不安になってしまい、ますます強い絆ができてしまうことにもなります。

また、父親がアスペルガー症候群であれば、自分勝手な2人の関係の継続から父を「自分の将来の理想像」としてとらえることができなくなります。父に対する母の不満が子どもの心の中に住み着いてしまうため、精神的に幼い子どもと母親とのつながりがますます強くなり、離れがたいものとなってしまいます。そのため、引きこもり状態になることも多々あるのです。

そのほか、不登校はしばしば起こりますが、世間と家の中で、表裏のある人間が許せない。また、離れられないという母への執着の裏返しである家庭内暴力、食に対する、あるいは体重に対するこだわりからの摂食障害（拒食・過食）、両親から見捨てられてしまった子どもがたどるであろう非行への道など、さまざまな形で問題が発生します。さらに、強迫性障害、トゥーレット症候群、不安神経症、一過性精神病様症状など、いろいろな精神障害が出やすい時期でもあります。

アスペルガー症候群の父親のほうは、仕事に対する積極的な気持ちや希望が大きい時期から、ある程度、先を見通すことができるようになります。仕事上の自分の限界もわかって、家庭でも孤独になってしまった夫の「うつ病」もこの時期に現れることが多いものです。

アスペルガー症候群の子どもにとっては、異性への関心が愛ではなく、アイドルに対するあこがれ的な気持ちから生まれてくることがあります。

このことは、子どもがほかの人に目を向け、人の目を意識するようになることであり、それがキッカケでほかの人の立場や気持ちを推測できるようになる子どももいます。また、このころは、「父母の衰弱」と「両親と子どもの葛藤」が同時にくる時期でもあり、精神的にはもっともきついときかもしれません。

経済的に収入は増えますが、支出がもっとも大きくなる時期。ですから、家族のライフサイクルの停滞が起こりやすい時期であるといえるでしょう。

成人の子どもがいる家庭

子どもが成長して家を離れ、夫婦が再び向かい合う時期は、2人の関係が子どもを介在して成り立っていた生活から、変わっていくことになります。アスペルガー症候群の夫は、そういうことに気づきにくいのが問題点としてあげられます。また、予測して準備をしていたかどうかも重要な要素となります。

この時期にはまず、歳を取った祖父母の世話が現実問題として現れ、妻が「空の巣症候群」になったりする問題も発生します。それは、40～50代の女性によく見られる抑うつ症状。それは、子どもが家を巣立っていくころから出ることが多いようです。子どもが自立し、夫婦生活もないに等しくなり、涙もろくなります。そして、夫の定年が近いというと、退職、即離婚といった方向に展開していくこともあります。

夫は、仕事一筋、仕事が趣味のようでも、それがいつまでも続くと思っていることが問題の本質です。迫りくる夫婦だけの生活の計画、子どもとの世代間境界を明白にしておくことがこの時期には求められます。

子どもが結婚して新しい家庭をつくるとき

この時期には、仕事が趣味のアスペルガー症候群の夫にも、退職が訪れることになります。知的に高く、仕事と趣味、あるいはこだわりが一致することで、社会の中でそれなりの地位を獲得してきた夫は、決まったパターン的な生活をしなくてよくなるのです。新しい仕事の場に向かうか、何もすることがない毎日が始まります。

人とのかかわりが、仕事上以外にほとんどなく、創造性がないアスペルガー症候群の夫は、毎日どうしたらいいか悩むことになり、気位も高いことから、うつ病になることもよく見られます。

こうした夫の退職と、妻との「新」生活がこの時期の大きなテーマになります。

妻のほうは、仕事一筋の夫に、自分のことを気にもかけてもらえず、やさしい言葉のひとつもなく、

「おまえなんか、俺が食わしてやっている。いつも家でぶらぶらして……」

などといわれ続けてきたことから、夫には執着がありません。
妻に相手をしてもらうことが、夫婦として当たり前であると理解している夫に対して、ともに「向老期」を過ごせないと感じる妻が多いのです。その結果、「濡れ落ち葉・粗大生ゴミ」と思われてしまったアスペルガー症候群の夫は、退職離婚の憂き目にあうことになります。

しかし、この時期は悪いことばかりではありません、孫の誕生も家族にとっての大きな出来事でもあります。

同時に、祖父母を見送るということも起こってきます。すなわち、人生の始まりと終わりが、同じ回り舞台に乗っていると同じ状態になってくるのです。

この時期には、ガンの発症もよく見られますし、最悪の結果になった場合には、取り残された夫（妻）というたった1人の状態が生じてきます。離婚で取り残されて、あるいは、伴侶に先立たれて孤独に耐えられないためにうつ病になったり、自殺などが起こることもあります。

ここまで、家族の歴史について述べてきました。家族がうまく発達していくためには、どのようにしたらよいのでしょうか。

家族は、初めから機能が悪いわけではありません。いいとき、悪いときもあるという思いを大事にしましょう。そして、5年たったら変わるんだといい聞かせることも大切です。

結婚や誕生に関連した出来事、学校の入学など、さまざまなその家族にとって意義のあるイベントを、定期的に催すこと。過去からの継続を大切にすること。そして、写真やビデオなどでイベントを記録し、家族の歴史を、みんなで見ながら振り返る機会を持つこと。それらが、いい家族機能を永続させることにつながります。

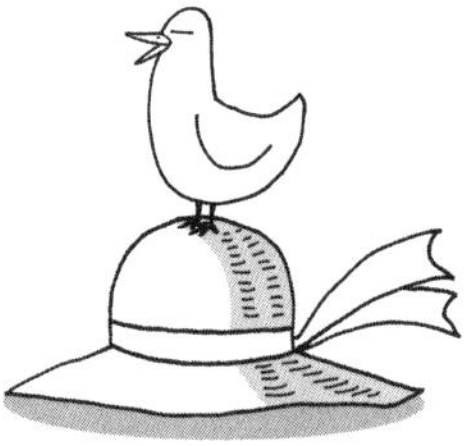

第6章

社会の中で自立して生きていくために

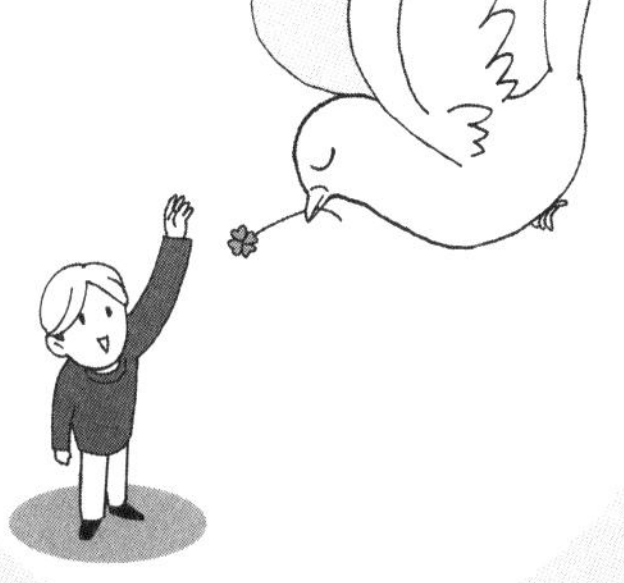

社会のルールを理解するにはどうしたらいいか

最近の日本の現状を見ていると、社会の暗黙ルールというものが、どんどん薄れているような気がします。むしろ、社会のルールがなくなってきているといったほうがいいかもしれません。

社会のルールとは、人に対する思いやりから生まれたものであり、以前のわが国では、「礼儀作法」という言葉で教えられてきました。例えば、初めて会う人にどのように挨拶をするか。それも、町で会うとき、自分の家で会うとき、訪問したとき、紹介されたときなど、挨拶の仕方はそれぞれ違っていました。

アスペルガー症候群の人も、それをパターン的に教えられて、それなりに礼儀正しい子といわれてきました。そして、あらかじめケースを話し、練習させるなどのしつけを行なってきました。

しかし、最近の社会では、ぶっつけ本番で何も説明もされずに、その場でどのように振る舞うべきかを問われ、その状態で評価されるような気がします。周囲を見て、何となく雰囲気を感じて、周囲をマネしながら同じように振る舞うことのできる人は、「場の空気が読める人」と考えられます。

その場の雰囲気が読めない人、自分はどうやって振る舞えばいいのかがわからない人、どうするのが重要かを感じることができない人が、アスペルガー症候群の人たちです。

場の空気が読めないのですから、どうすべきかをあらかじめ言葉で、説明しておいてあげる必要があるのですが、礼儀正しくないほうがカッコイイというようにルールが変わってきた現代は、それも難しくなったと感じます。

アスペルガー症候群の人が、法事のように順番に物事を行なう場合にいちばんいいのは、最前列の人や最初に挨拶した人のやり方をマネするように教えることです。

さまざまな場面をあらかじめリハーサルするのは大変なこと。しかし、「その場でマネをするのだよ」といってマネをさせると、だれかが鼻をかいたりしたときに同じことをしてしまうことも起こりかねません。他人との距離感もわかりにくいので、マネをしようとして近づき過ぎるということも起こってきます。すぐ近くにいて、言語的にサポートすることが必要になるかもしれません。

自分自身を客観的に見ることが困難

アスペルガー症候群の人は、自分を離れたところから客観的に見ることができません。自分を客観的に見ることを「超自我《ちょうじが》」といいますが、それがとても難しく、不可能であるといっても過言ではありません。

ですから、前述したように、人のマネをするようにいうと、鼻をかいたり咳をしたりすることまでマネしてしまい、それがほかの人から見られたときに、おかしいと思われる行動だとは感じないわけです。

自分を客観的に考えるようになるためには、どうすればいいでしょうか。

自分を別の場所から見るのではなく、自分の行動や考え、相手の行動や考えを、だれか近しい人や家族と一緒に、お芝居と考えて演じる、あるいは、演じてもらい、自分がその観客になってみるといいのです。そうすると、そのとき自分はどうすべきか、相手がどんな気持ちになるのかが理解できます。

また、劇場で行なわれている舞台の脚本家、あるいは演出家であるかのように考えさせてみてください。自分の出演しているお芝居を客観的に考えることができるようになります。

同様なこととして、自分の今の境遇と似ているドラマを見たりすることも、自分の行動を見直すことにとても役に立ちます。学園ドラマ、家庭ドラマ、サラリーマンドラマ、恋愛ドラマなどです。その台詞や演技をマネしてみるのです。そのあとに、もう一度観客に戻ると、自分を客観的に見つめて、自分がどうしたらいいかを考えられるようになるでしょう。

そんな現実に即した、過去に流行ったようなドラマが、ダサい、バカバカしいなどの声で少なくなったのは悲しいことです。最近であれば、韓国ドラマの中に、古い時代のなつかしい社会や対人関係が見られて、ホッとすることがあります。

どのような職業選択をすればいいのか

アスペルガー症候群の人が、職業を選ぶとき考慮すべき点としては、人とのかかわりが少ないこと、パターン的・マニュアル的に行なえること、サポートしてくれる人がすぐそばにいることなどです。もっとも重要なのは、自分のこだわりや長所が生かされる職業を選ぶことです。

では、長所とは何でしょう。アスペルガー症候群の長所は、まじめさ、偏った興味（専門的な知識）、信頼度が高いこと、正確さにこだわることなどがあります。

仕事上の主な課題はたくさんあります。例えば、仕事が覚えられるか、人間関係にどう折り合うか、決まった手順に変更があったときにどう対応するか、さらに、職場にうまく適応できているか、などです。

同じ職場であっても仕事によっては、特に良好な人間関係が必要とされる場合があります。ホテルなどでは、フロントやベルボーイなどは、人間関係の理解が欠けるとお客さんがひどい目に遭い、そのために、ホテルも大変な障害を被《こうむ》ります。ですから、そのような仕事は、アスペルガー症候群の人は避けたほうが無難です。ホテルだったら、ベッドメーキングなどの裏方さんがいいでしょう。

ただし、従業員の間で、独特の集団意識がつくられていたり、ゴシップ好きだったり、あうんの呼吸が必要な結社的文化がある職場は避けるべきです。淡々と決められたことをキチンとこなせばいい、という雰囲気の職場がいいと思います

やりがいのある仕事を持つことは、精神的にも経済的にも、満足した人生を送る原動力になります。アスペルガー症候群をカミングアウトしている、コロラド州立大学准教授のテンプル・グランディンという女性がいます。日本にも何度かきていますが、新幹線のドアが開くたび、そこに走っていって、入ってくる光をながめていたというエピソードがあります。彼女は、ボストン生まれでアメリカの動物学者ですが、実は、自閉症を抱えながら社会的な成功を収めた人物です。グランディンは、特異な興味の延長から、畜産関係の機器や家畜舎の設計者、学者、作家として活躍しています。

彼女の言葉によれば、

「私の生き甲斐は、仕事です。高機能自閉症の人は、おもしろい仕事を得ることで、

充実した人生を送ることができます。金曜日と土曜日の晩は、たいてい研究論文を書いたり、設計をしたりして過ごします。社会的なつき合いは、畜産関係か自閉症に関心のある人に限られています」

このように、仕事を通して共通の興味を持つ人との出会いが持て、友だちとしてもつき合うことができる、という一生を送ることができれば理想的です。

ここからは、アスペルガー症候群の人に向いていると思われる職業をご紹介していきましょう。

1 研究職

まじめさ、偏った興味（専門的な知識）、信頼度が高いことなどを活かせる職業は、研究職です。

数字、昆虫、石、宇宙など、直接、生活にはあまり役には立たないけれど、重要な事柄というものはたくさんあります。そのようなものが、学問といわれる領域には数多くあります。すなわち、学問の殿堂《でんどう》と呼ばれるところ、大学、研究所、博物館などが、アスペルガー症候群の人には向いています。

大学では、その人の、研究への独創性と何らかの貢献がありさえすれば、独立した研究部門で頭角を現すことができます。研究のみでなく教育側に立つことも必要ですが、教育の仕方がうまいとか、学生に対する態度がどうだとかは、あまり問われないところが大学です。変わった性格であっても、周囲に受け入れられるところなのです。

事実、これまで多くの科学と芸術の進展が、アスペルガー症候群の人たちによってなされてきました。彼らの特質をさらに理解して発展させるための有能なマネージャーがいれば、彼らの才能は花開き、この社会は大きな恩恵《おんけい》を受けると思います。絵画などの芸術は、自分自身の感性で創作されていきます。変わっている感性がその時代にマッチし、理解してくれる人がいれば、社会性も対人関係に障害があっても世間的に受け入れられています。過去の偉大な芸術をつくった人の対人関係、社会性はあまり問われません。すばらしい作品があればいいのです。

2 パソコン技術者（SE）

パソコンは0か1かで、さまざまな技能をつくり上げてできています。自分のペースで仕事ができて、二者択一（0か1）の考え方で作業をし、コツコツとソフトをつくり上げていくSEも適職だといえると思います。

私たちのアスペルガー症候群の外来には、親の両方、または片方がSEである人がたくさんいます。話を聞いてみると、お互いがコンピューター技術者同士で結婚し、仲はいいのですが、家での会話はコンピューターを使ってチャットをするという人もいます。自分の世界を持つ者同士が、ある機械を媒介《ばいかい》にしてつき合うということも、対人関係につきもののコミュニケーションに変わるツールとして、ストレスが少なく感じられるのでしょう。

アスペルガー症候群の人はある面でいうと、自分の世界を構築することは得意ですから、SEから発展して、自分の世界を仮想の世界につくり上げる、コンピューターゲームのクリエーターも適職だと思います。

このようなゲームは、ロールプレイングゲームのことが多く、独特の世界で主人公が成長していく、そんな夢の中の物語が展開します。

3 警察官、検事、裁判官

正直でまじめ、感情に左右されない、どんな状況でも同じように対応するというところを活かした、警察官も適職だといえます。ただし、「こち亀」（『こちら葛飾区亀有公園前派出所』秋本治 著／集英社）の両津勘吉のような人情味あふれる下町の巡査、といったイメージにはなりようがありません。しかし、まじめにきちんと職務をまっとうするでしょう。

また、裁判官、検事も向いています。一般社会の中で多くの友だちや複雑な人間関係を持たなければ、裁くときや罰するときも、相手の立場や気持ちを考えずにできます。まさに適職だと思います。おまけに、法律が常に頭の中にそのままの形で、入っていなければならないわけですから、大変適しているといえます。

もちろん、遠山の金さん、大岡越前のような裁きは望むすべもありません。

あるアスペルガー症候群の法曹関係の人は、頭の中にページごとの六法全書が入っていて、ページ数と内容が瞬時に出てくるとおっしゃっていました。自分で書いた書き込みと、その場所まで覚えているそうです。

反対に、人と直接触れ合って相手によって対応を変えていく、時代によって形態が変わっていく、という職は向いていません。常に100パーセント正しいことがあり得ないという臨床医学の世界は、適職ではないといえるでしょう。事実私たちは、医学書を解釈して覚えることはできても、文字どおり一言一句を間違わずに覚えることはできません。

4 世話をする職業（教師、高齢者看護、動物の世話など）

人のため、世間のために世話をする職業も、アスペルガー症候群の人には向いています。とても正直でまじめ、何事にも一生懸命な彼らは、相手のためによかれと思って、自分のペースでマニュアル的に仕事を行なうことになります。

場面によってはよくないことと思われるかもしれませんが、アスペルガー症候群の人は、相手のペースに惑わされません。ですから、集団を相手にするときや決まった人数を相手にするときは、平等でえこひいきをせず、スケジュールどおりに決まったことを淡々とこなすことができる、という長所があります。

このことは、自分から働きかけをすることが、容易にできない高齢者や重症心身障害児（者）の相手としても、重要な長所でもあります。

しかし、多くの人が働く場では、人間関係に問題が出ることもあります。老人専門施設や重症心身障害児施設で、患者の介護にすばらしい腕を持っている女性でも、休憩時間や昼食時、同僚と交流することがとても苦手なことが多いといいます。アスペルガー症候群の人も、昼食時の何気ない会話、「最近どう？」「大丈夫？」などの、あいまいないい方で行なわれる井戸端会議がもっとも不得手です。

そうした場合は、お年寄りなどの訪問介護を仕事にすると、自分のペースでできます。まじめで一生懸命であるだけに文句をいわれる可能性よりも感謝される可能性が高いので、訪問の仕事は、同僚とのつき合う必要がなくなり、大変うまくいくかもしれません。ただし、予想もしない事態が起こるとパニックになることがありますから、どこに相談すればいいかを一本化しておきましょう。

管理職ではなく、動物の飼育係（直接動物の世話をする）などの仕事も、決まったように世話をするといった意味で、とても向いている職業だと思います。

うまく世話をしてあげると動物はなついてくれる、というご褒美《ほうび》を与えてくれますから、とても励みになってきます。寂しいときやつらいときにも、話を黙って聞いてくれます。私の診ていた子どもの書いた文章にも、

「僕は、話を黙って聞いてくれる犬やロボットがほしいと思います。何もいってくれなくていいのです。うなずいてくれさえすればいいのです」

と書いてありました。

何かをいうと、親や教師は必ず意見をいって説得しようとします。友だちに何かいうと、バカにされたりします。そうした、つらいときや悲しいときに、黙ってうなずいてそっと寄り添ってくれる温かい生きもの。それが犬や猫であることはいうまでもありません。

ただし、動物が逃げたり人に噛みついたり、想定していないことが起こってしまうと、パニックになってしまうかもしれません。そのようなときには、管理者が具体的な指示を与えてあげて、新しいマニュアルをつくるサポートする必要があります。

5 ホテルの裏方さん

ホテルなどでは、いつでも同じように、すべての部屋でキチンと決まったことが行なわれなければいけません。ベッドメーキング、用具の取り替え、部屋の清掃、備品の補充など、決まった仕事が毎日続きます。これは、アスペルガー症候群の人に適職です。

間違いのないように、いつも決まった手順で行なわなければなりません。ここに感情が入ったり、客のことを推測したりしてはいけないわけです。受け持ちのテリトリーを決めて、まじめにきちんとやっていく、という仕事は、正確さにこだわるアスペルガー症候群の得意とするところでしょう。

フロント係や客室係など、接客が要求される部署はうまくいかない可能性が高いと思います。ホテルであれば、裏方であるベッドメーキング、クリーニングなど決まった手順で、毎日行なうような仕事が向いています。

6 自営業

クリーニング業、自動車修理業、八百屋さんやスーパーの裏方さん、倉庫管理者、警備員なども、決められたことを決められたように、まじめに行なっていく職業なので、アスペルガー症候群の人には向いています。

いわゆる職人芸といわれる部分よりは、マニュアルどおりに行程をこなす仕事がいいと思います。

八百屋さんなどの店先で、ものを売ったりおまけしたりすることは、あまり得意ではないと思うので、仕事ができるからといってその部門に配置してもらわないように、希望を伝えてから働きましょう。

私が診ていたある子どもは、「大きくなったらお父さんとお母さんと一緒にクリーニング屋さんをやりたい」、といっていました。お父さんが店先や集金と配達、お母さんが店の切り盛りをしながらサポート。その子が、クリーニングの行程をすべてやりながら毎日の生活が流れていく。ステキな未来の描き方だと思いませんか。

自動車修理業も向いている仕事です。

最近の自動車は、部品を入れ替えたり改造したりすることができなくなっています。ですから、コンピューター制御で、回路の中のどの部分に問題が生じているかを、コンピューターを使って見つけながら、故障した部分をそっくり変えてしまうような仕事になります。ある意味、技術者であることが要求され、SE的な要素が必要とされるわけですから、アスペルガー症候群の人には好都合。在宅勤務では、特定分野で専門性を発揮することができ、チームの一員としての職場関係からの上下関係も含めたわずらわしさからは逃げることができます。いわゆる、一匹狼的に仕事ができるほど、専門性が高いともっといいのです。例えば、ワーゲンやミニクーパーのようなビンテージカーだけを扱うような職場だと、なおいいでしょう。

工芸作品の制作、電化製品のデザインや修理、ハウスクリーニングなども、一定の技術的な訓練を経て独立することができ、まじめで感情に左右されない、どんな状況でも同じように対応する、という長所を活かせる仕事です。

アスペルガー症候群の人は、職場で感情的な対立があったり、日常の決まりに変更があったりすると苦労します。ある青年は、工場で働くことを楽しんでいましたが、職場でストライキがあり、労使間の緊張した雰囲気や不確実な状況に耐えられなくなり、やめざるを得ませんでした。

アスペルガー症候群の人の社会参加の困難さを雇用主が知り、仕事の荷重の調整や、仕事場所の配慮などをすることも重要です。しかし彼らは、勤勉で気まじめ、量より質にこだわる傾向があります。昼休みを返上して働いたり、仕事の完成度を高めようと毎日残業したりすることもあります。残業代がかさんだり、働き過ぎからバーンアウトしてしまうこともあるでしょう。ですから、こういう性格は、雇用主から疎《うと》んじられることもあるので、あらかじめ特性を理解しておいてもらうことが必要なのです。ときには、職場から解雇されるように仕組まれることもあるでしょう。

大きな自動車工場の修理工の見習いとして雇われていた青年は、すぐこわれるような車の修理や、あるいは車を早く買い換えさせるため、あまり質のよくない部品をつくる仕事を期待されていたにもかかわらず、丁寧で信頼できる仕事を行ないました。するとと、数多くつくることができない上、いつまでも品物を使い続けることができるようになり、思惑が外れたとして、最終的に解雇されてしまいました。

これが、彼個人の修理工場であったなら、信頼の置ける工場として評判になっていたと思えるのですが、大変残念なことでした。

スーパーの裏方さん、倉庫管理者、警備員なども、孤独な職業といえますが、向いています。人が相手ではなく、ものを相手にする職業がいいのです。

ただし、警備員は、何か起こるとすれば人が関係してくる突発的な事柄が想定されます。そのようなときのために、何かあれば必ず本部に連絡する、といった、緊急マニュアルを常に頭にたたき込んでおくことが要求されます。

7　外車のセールスマン（こだわりグッズのセールスマン）

セールスマンは、もっとも向いていない職業だと思う人が多いと思います。もっとも、人と人との対応が多い職業だと思われていますから、実は、私もそのように思っていました。

しかし、私がそれを間違いだと思ったのは、あるアスペルガー症候群の子どもの父親と知り合ってからでした。そのお父さんは、ある有名な高級外車店の店長で、トップセールスマンであり、何度も同系のカーディーラーから引き抜かれて日本のトップにまで上り詰めました。しかし家庭では、お母さんの気持ちなど、まったく理解できませんでした。

専門職でなく、取り立てて資格も持たない奥さんに対して、自分の年収は大変なもの。自分は超一流のものしか身につけないにもかかわらず、奥さんが外で働かずお金を稼いでこないことから、高い物やブランド物を身につけることを許しませんでした。しかも、ほとんど、小遣いも渡していませんでした。

いつも、「お金を稼いでいないし、何の資格もないのだから、スーパーのレジでもやれよ」と奥さんに迫っていました。奥さんが家で家事をしながら、子どもの世話をしてくれているということを、金銭に換算することができないわけです。

お父さんは、ディーラーのトップでしたから、店舗で、自分の思いを毎日、訓辞として話しているのだそうです。しかし、途中で電話が入ったりすると、何を話したかすべて吹っ飛んでしまい、パニックになってしまうそうです。

私は、彼とお子さんのことでお会いし、いろいろ話をしました。そのときの彼の服装を見て、アスペルガー症候群だと確信しました。仕事場はスーツ、カジュアルにはそれなりの服装を、と決めているらしく、診察のときは高そうなダブルの紺ブレだったのです。ダブルの紺ブレは、一時セミフォーマルとして流行しました。今ではすたれていますが、彼の信念として、ビジネスとカジュアルの中間として着てこられたのでした。そして、お帰りになるときに名刺を置いていかれ、

「お車を買おうと思われたときには、私におっしゃってください」

といって帰られました。診察しに病院にきて、売り込みをする人を見たことがありませんでしたので驚いてしまったのですが、つい私は、この外車が気に入ったならば、この人から買おうと思ってしまいました。独自のこだわりがある正直な人だから、きっといいもの、自信のあるものしかすすめないだろうと思ったからです。

そして、そのとき思いました。

「アスペルガー症候群の人は、一流品へのこだわりが商売に結びつけば、トップになれるのだ」

と。きっとまじめに、自分の信じたものを売ってくれるでしょう。

8　翻訳者

翻訳をする仕事は、どれだけ正確に外国語を日本語にするかという仕事です。この

職業も、アスペルガー症候群に向いています。

ネイティブしかわからない、秘められたり隠されたりした意味は、私たちにはわかりませんし、わからなくてもだれも不思議に思いません。正確に辞書の中に書かれた言葉をあてはめていく仕事は、ある意味で数式であり、パズルでもあるのです。

翻訳された本を読んでいて、ふっと何が書いてあるかわからなかったり、奇妙な感じがしたりすることが多いのは私だけではないと思います。

近年、作家が書いた有名な外国文学のリメイク版が出てきました。読んでみると、こんなにわかりやすいのかなと思ってしまうこともままあります。そういうことを考えると、本当に自分で書くことができる人が、その作家の身になって翻訳するような姿勢が重要になるかもしれません。ちなみに、アスペルガー症候群であることをカミングアウトされている、ニキ・リンコさんも有名な翻訳家です。

9 プロデューサー、コーディネーター、ゲームクリエーター

以前、『ザ・メキシカン』というブラッド・ピットとジュリア・ロバーツの映画を

観ました。途中の場面で、過去と現在が錯綜《さくそう》するところがあり、一時的に「今の場面は何だ？」という気持ちになりました。

そのとき私は、「そうだ、アスペルガー症候群の人は、こういった思い出し方をして、フラッシュバックするんだ」と思いました。この映画の監督がアスペルガー症候群かどうかはわかりませんが、映画のつくり方はとてもアスペルガー症候群的です。

すなわち、自分の中にある自分だけの世界、その世界の中でさまざまな人が自分の思うように行動し、世界が動いている。

このような独自の世界を表現していくプロデューサーも適職だと思います。ただし、世界に通用するようなドラマや映画をつくっていくためには、多くの人とのかかわりが重要になります。そのためにはとても有能なマネージャーが必要です。そうすれば、アカデミー賞も夢ではありません。

濡れ落ち葉にならないために家庭生活を考える

1　彼女を見つける

昔は、年頃の男女がいれば、その地域でだれかが「見合い」という形式で仲を取り持ちました。しかし、現在はそのようなことをしてくれる人は、商業的な場合を除けばないと思っていいでしょう。

それでは、現在ではどのようにして男女が知り合い、個人的なつき合いにと発展するのでしょう。

職場、サークル、合コンなど、複数の人が集まる場で、お互いに引き合うものがあればつき合いに発展します。趣味が合う、ということもあるでしょう。例えば、パソコン、秋葉原系のこと、鉄道関連のことなど。こうした一見「変わっている」と思われるようなことが、意外とわかる女性もいます。

アスペルガー症候群の男性の常として、とても正直なところがあります。

あるアスペルガー症候群の男性と結婚した女性がいました。最初、見合いだろうと思っていたのですが、聞いてみると同じ職場で働いていたのだそうです。

決め手は何だったのでしょうか。

男性の多い職場で、彼女はみんなからちやほやされ、ほめられることしかなかったそうです。その彼女が、グラッときたのが「君の足は太いね」という彼の言葉だったのだとか。周囲の人が、お世辞ばかりいうのに、なんて正直な人なのだろうと、足へのコンプレックスを持っていた彼女は思ったそうです。

アスペルガー症候群の男性にとって、このような幸運があることが驚きでした。今も彼女は、「気持ちをわかってくれない人」「奇妙なことばかりをする人」といいながらも、それなりに幸せに暮らしているようです。

2　彼女とつき合いを始める

さて、アスペルガー症候群の人は、異性とどのようにつき合えばいいのでしょうか。計画を立てること、相手の気持ちを考えることが苦手なアスペルガー症候群の男性にとっては、どのようにつき合っていけばいいのかわかりません。

それでは、どうすればいいのでしょうか。

いちばんいいのは、恋愛ドラマを見て、そのままマネをしたり、恋愛の「ハウツー本」を読んだりすることです。

ある男性は、そんなドラマを見過ぎたのでしょうか。彼女がもうパジャマに着替えてしまっている夜中に電話をかけてきて、

「今日、僕は昇進したんだよ。一緒にお祝いしてくれる？　シャンパンがあるからカンパイしよう」

と電話でいったのだそうです。彼女は、もうお化粧も落とし、寝る支度もしてしまっているため、丁重にお断りをしたのだそうです。

その彼女は、同じようなことが何回か続いたので、その人とは別れましたが、正直さにひかれて、やはりアスペルガー症候群の男性と結婚したそうです。

結婚までのイベント、段階を踏んでつき合いを深めていく方法なども、ハウツー本がありますし、ドラマや映画などでも学ぶことができます。深いつき合いに発展するためには、相手の反応を見ながら適切に進めていく必要があります。ですから、お互

いを肉体的に深く知り合うという、創造的な高等技術は持ち合わせていません。結婚式までお預けか、女性から上手に誘うことのほうが多いようです。

3 お互いが結婚を決意する

プロポーズも型どおりいきましょう。まるで映画のように。

キチンと手続きを踏みながら、結婚していく気持ちと、長く一緒に暮らしていく気持ちをつくり上げていきましょう。

そのために、まず指輪を用意するところから始め、舞台も決めましょう。しかし、ドラマや映画から学んでおくことはいいと思いますが、そんな映画のようにうまくいくことが多いものではありません。

結婚式も形どおり、新婚旅行もそうしましょう。アスペルガー症候群の人の自分中心、自分勝手、こだわりなどが、もっとも出てくるのが新婚旅行中です。お互い不慣れな外国旅行で疲れもたまっています。ケンカも思ったことをすぐいってしまうこともあるでしょう。それでも結婚を続けたいと思ったら、成田離婚にならないように、相手のいっていることは受け入れましょう。

素朴に真剣につき合っていくことがいちばんです。脚本を書いて、リハーサルをして、本番でミスってしまうかもしれませんが、あなたのいいところを認めてくれる、そんな相手を探していきましょう。

お互いがコミュニケーション下手だったり、共通の趣味で知り合ったのであれば、メールでプロポーズしてもいいですし、「共通の趣味を、ずっと一緒に楽しんでいこうね」でもいいと思います。

4 結婚

ここまで書いてきたように、アスペルガー症候群の人たちも結婚をします。彼らは社会的に孤立し、生涯独身でいる、というわけではないのです。

女性は、純粋な愛情、まじめさ、正直さ、貞節《ていせつ》さ、などをポジティブな要素として評価します。アスペルガー症候群の結婚相手としては、世話好きの人、母性本能にあふれた人などが比較的うまくいきます。

結婚して気がつくことととして、妻の側からいえば、まったく自分のことを考えてくれていないという強い思いが多いようです。まるで、釣った魚にえさをあげないかのようだ、という女性が多いのです。

もちろん、「愛している」などという言葉はいいません。アスペルガー症候群の夫に聞いてみると、奥さんの考えていることや気持ちは、わかろうとしてもまったくわからないのだそうです。

女性は、いわなくても察する能力に長《た》けていますから、男も同じだと考えて、思ったことは口に出しません。ですから、不満があってもなかなか夫にはいわないのです。しかし、こういった夫には、キチンと口に出していわないとわかってもらえません。なぜ、こういった男性が「愛している」「一緒にいて楽しい」などと、結婚後はいわないのでしょう。男性にいわせると、「愛している」といわないのは、結婚前に喫茶店で「ずっと愛していくよ」とすでにいってあるからだそうです。

帰宅してからの会話については、何を話したらいいのかわからないのだそうです。想像性がなく、相手がどういってほしいかなどまったくわかりませんから、会話のキッカケも何か話が出ても続かないのです。会話が続かなくても、会話をしようとする思いはわかってあげてください。

結婚後の2人の関係がまるで判で押したように決まっている、距離が近すぎる、特別な興味についていけない、などを問題点として、妻が悩むことが多いようです。そういう場合は、夫婦でのカウンセリングも考えてみましょう。

また、衝動性の強い、強迫的な傾向のあるアスペルガー症候群の夫の場合は、些細《ささい》なことや許せないことがあると、理屈を使って相手を完全にやりこめてしまう「言葉による攻撃」をすることがあります。そして、ギリギリまで我慢をしていても、こだわりから強烈な怒りがわき上がります。その結果、DV（ドメスティック・バイオレンス／家庭内暴力）が行なわれることが多いのも、注意が必要です。DVが日常茶飯事《にちじょうさはんじ》に行なわれていくと、妻のほうも「私が悪いから夫は私を殴るのだ」という思いが強くなって、無気力になります。それでは、幸せな家庭生活は送れません。

●5● 結婚後のトラブル ●●●●●

アスペルガー症候群の人は、身体的な親密さや愛情についての言葉や身振りをほとんど表しません。一緒にいるとうれしい、楽しい、ドキドキする、気持ちが安定してずっと一緒にいたくなる、などの感覚と、好きだ、愛しているという言葉が、アスペルガー症候群の人には結びつかないのです。

ですから、恋の病といわれるような状態から、「自分はこの人が好きなんだ」と気がつくまでの時間が、アスペルガー症候群の人にはとてつもなくたくさん必要だったり、だれかに教えてもらわないと気がつかなかったりします。ある人は、好きな人の側にいって、いつも胸がドキドキしてくるので、心臓の病気だと思ったそうです。

結婚後のトラブルも、同じ理由から起こることが多いものです。

アスペルガー症候群の夫を持つ女性から、

「自分の気持ちを、まったくわかってくれません」

「お前は、普通の女子大を出て、何の取り得もない。お金を稼いでいないのだから、どこかでパートでもして働け、といわれます」

「いつもテレビを見たり、昼寝をしたりしているんだろう？　俺なんてこんなに大変なのに、と何もしていないようにいわれます」

などという訴えが、数多く寄せられます。

アスペルガー症候群の夫のいいところは、まじめで一生懸命なところ。浮気などできるような人ではなく、しようとも思わないことはみんな知っています。そんな部分があるからこそ、妻たちは、

「少しぐらい文句をいわれても我慢して、自分だけの楽しみを探し、夫と違う世界で生きていこう」

と考えるようになっていきます。しかし、年齢を重ねていくにつれて夫への不満がつのり「自分の人生を返してくれ」といった気持ちになって、熟年離婚という事態になることも多いようです。

また、家族に何か大きなトラブルが起こったとき、どうするのかについて、争いが起こることがあります。

ときに、アスペルガー症候群の夫は、話し合わなければいけない重要な話題を避けて、何時間も何日も自分の部屋にこもったりすることがあります。

それは、どうすればいいか、すぐに思いつかないからです。まったく新しい発想が必要になることも多く、突発的な事項に対応するための方法を考え出すには、多くの

時間が必要なのです。また、信頼して相談できる人がいないことも多いので、1人で考えなければならないからでもあるのです。答えを急がせてしまうと、急に怒り出したりもするでしょう。

家族としては、話し合いがなされないこと、時間がかかることにいらだちを感じることが多いと思います。

しかし、そういうときは、答えを迫るのではなく、家族が自分の考えを独り言のようにいうようにするのです。すると、それが耳に入り、彼の心の中に、ほかの人の考え方が刷り込まれます。

直接いうことは得策ではありません。理屈ではかないませんし、彼らの誇りを傷つけてしまいます。

家族のほうが、アスペルガー症候群を理解し、話し合っていることと同じ状態をつくるようにするといいでしょう。

アスペルガー症候群の人の予後は本当に悪いのか

私たち専門医療施設には、何らかの問題のある人しか受診してきません。常に、人の問題行動や病気の特徴的な症状を見分け、治療戦略を模索している毎日です。問題のある子どもの両親に、同様の資質を見出して考察したり、たまたま遭遇した人たちの中から、アスペルガー症候群ではないか、と思われる人を観察することもあります。

ですから、専門施設で働く人は、悲観的な見方になりがちです。しかし私は、アスペルガー症候群の人を診てきて、彼らが成長を続けていくこと、うまく適応できている人もたくさんいることが、理解できるようになりました。

中年期になると、突発的なことが起こらない限り社会性も出て、会話もそれなりに行なうことができるようになります。ほかの人の考えや感情を理解する能力も改善され、自分の考えや感情をうまくまとめて、微妙ないいまわしで表現することもできるようになります。もちろん完全ではないのですが、大まかなところでは問題がないように感じられるようになるのです。

アスペルガー症候群の人は、概念化がもっとも不得手です。「思いつく、関連がないと思っていたパーツを集めていき、不完全ではあるけれども、それなりに機能するものをがんばってつくり上げている」と思ってください。

周囲の人は、彼らの言動を少しずつ修正し、不完全な部分をうめてあげながらつき合っていきましょう。そうしていくと、20代後半から30代になって、いろいろなことができるようになります。過去の未熟だった時期のことを覚えている人は、家族以外ほとんどいないと思って、周囲の人は成長を見守りましょう。

ここまでご紹介してきたアスペルガー症候群のような性質を持った人たちは、「変わり者」「変な人」あるいは、「パーソナリティー障害」と診断されることがあるかもしれません。しかし、多くの人が自分なりの「こだわり」を持って生きています。

アスペルガー症候群と診断を受けていない人でも、身近には個性の強い人がたくさんいるでしょう。こんな人が周囲にいませんか?

周囲に無関心

自分の気持ちをうまく表現できない

1人でいることが多いのに、周囲からの批判に敏感
自分なりのやり方で生きている
話していても人の目を見ない。斜め見も多い
人の話をあまり聞かずにパターン的な受け答えをする
大げさな比喩《ひゆ》や難しい熟語を用いた話し方をする
自分の興味や趣味に固執《こしつ》する
仕事が生活の大部分であり、自分の世界を持っている
日常の行動のパターンが決まっている

おそらく、このような大人、あるいは老人が子どものときに専門医を受診していたら、発達障害と位置づけられていたかもしれません。しかし、今の時点で考えれば、障害という診断名は適切ではないことになります。ある種のパーソナリティー、変わった性格と考えてもいいでしょう。

「とてもまじめで、奇妙な人。思いどおりにいかないと、ときどき爆発することもあるけれど、仕事はまじめでいわれたことはキチンとやる」

といった人のことだと考えることができます。

このような人の中には、とても偉い人、すばらしい仕事をした人、すばらしい時代をつくった人などが数多く含まれているのです。

簡単にいい表せば「変わった人」ということができるでしょう。

ここまで書いてくると、まわりにこんな人がいたことを思い出したり、現在もいることに気づきませんか。アスペルガー症候群は特殊な人ではない、ということが理解できると思います。

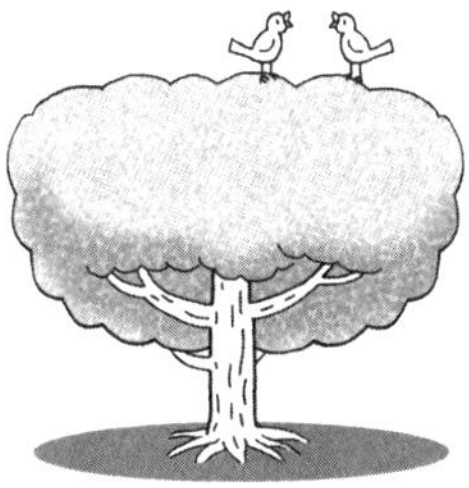

おわりに

本書では、すばらしい素質、正直さ、まじめさを持っていながら、人とのかかわりや社会的な常識の成熟が遅れているために誤解を受けることの多い、アスペルガー症候群の人たち、特に男性とその妻や家族へのアドバイスを書いてきました。

今まで出されていた本は、あまりに「障害」という視点で書かれ、診断と治療という観点が協調されていたため、「生活」という視点が欠けていました。

私はこれまでに、多くのアスペルガー症候群の大人たちとおつき合いをしていくうちに、とてもいいところがたくさんあるのに、少し変わっているために誤解されていることが大変多い人たちである、という印象を持ちました。また、本人が困っていることはあまり多くないのに、周囲の人がどう思っているかなどがわかってしまうと、一気にうつ状態になってしまう姿も見てきました。

そのいっぽう、家族に与える影響という観点からいうと奥さんと子どもが被害者であることがあるのも重要な点です。妻や子どもに対して支配的になってしまい、自分なりの信念から怒りを爆発させ、その結果、ＤＶ（ドメスティック・バイオレンス）や虐待に発展することもあります。

そんなことが積み重なると妻は、自分の立場、考え方、感じ方から、夫は自分のことをまったく理解してくれない自分勝手な人だ、とレッテルを貼ります。

でも考えてみてください。アスペルガー症候群の人ですから、相手のことがわからないのは当然なのです。わからないのならいってあげましょう。正直でまじめ、融通はきかないけれど、その人のいい点を思い出してください。

そう考えられない、思いもつかないために、夫として父親として、家族との仲がうまくいかなくなり、最後には「濡れ落ち葉状態」と判断して、退職後に離婚に至る危険性を持っているご夫婦をたくさん見てきました。

そんな不幸が起こらないために、この本を書いてきたつもりです。

まだまだ、書き足りないことが多々ありますが、本書が、日本の国のあるいは、世界のアスペルガー症候群の夫やお父さんたち、また、奥さんや子どもたちのために、少しでも役立つことを祈っています。

二〇一〇年五月　宮尾益知

著者紹介
宮尾益知（みやお・ますとも）

東京生まれ。独立行政法人国立成育医療研究センター：こころの診療部発達心理科医長。徳島大学医学部卒業後、東京大学医学部小児科、東京女子医科大小児科、ハーバード大学神経科研究員、自治医科大学小児科助教授を経て、2002年より現職。専門は発達行動小児科学、小児精神神経学、神経生理学、特に発達障害の分野では第一人者。

主な著書に『アスペルガー症候群』日東書院本社、

『アスペルガー症候群　治療の現場から』出版館ブック・クラブ、など

編集協力／櫻井香緒里
カバー・デザイン／CYCLE DESIGN
カバー・本文イラスト／つだ 由美
本文デザイン／菅沼 画
校閲／校正舎楷の木
編集担当／横塚利秋

＊本書に関するご感想、ご意見、ご質問がございましたら、書名記入の上、
下記メールアドレス宛にお願いいたします。

firstedit@tatsumi-publishing.co.jp

「わかってほしい！ 大人のアスペルガー症候群」
<社会と家庭での生き方を解消する！正しい理解と知識>
2010年6月 1日　初版第1刷発行
2011年7月10日　初版第2刷発行

著　者　宮尾益知
発行者　穂谷竹俊
発行所　株式会社日東書院本社
〒160-0022　東京都新宿区新宿2丁目15番14号　辰巳ビル
TEL：03-5360-7522（代表）
FAX：03-5360-8951（販売）
URL：http://www.TG-NET.co.jp

印刷所／図書印刷株式会社　製本所／株式会社セイコーバインダリー

ISBN978-4-528-01903-4 C2037